Caroline Billert

Wohnformen im Alter

GRIN Verlag

Bibliografische Information der Deutschen Nationalbibliothek:

Die Deutsche Bibliothek verzeichnet diese Publikation in der Deutschen Nationalbibliografie; detaillierte bibliografische Daten sind im Internet über http://dnb.d-nb.de/ abrufbar.

Impressum:

Druck und Bindung: Books on Demand GmbH, Norderstedt Germany
ISBN: 978-3-656-56145-3

Dieses Buch bei GRIN:

http://www.grin.com/de/e-book/164231/wohnformen-im-alter

Universität Vechta

Institut für Gerontologie

Wohnformen im Alter

Bachelorarbeit im Studiengang „Gerontologie“

Eingereicht von:

Caroline Billert

Abgabedatum: 15. Januar 2010

„Wohnst du noch, oder lebst du schon?“

(IKEA-Werbeslogan)

Inhaltsverzeichnis

Abbildungs- und Tabellenverzeichnis

Vorwort

Die Idee, mich in meiner Bachelorarbeit mit der Thematik „Wohnformen im Alter“ auseinanderzusetzen, entstand während meines zehnwöchigen Pflichtpraktikums bei der Arbeiterwohlfahrt Region Hannover, in der Abteilung der ambulanten Dienste. Dort erlebte ich oftmals eine weit verbreitete Unwissenheit, seitens der älteren Kunden, über ihre Möglichkeiten, Ansprüche und die bestehenden Angebote bezüglich des Wohnens im Alter. Viele der betagten Bürger wünschen sich ein selbstständiges Wohnen in den eigenen vier Wänden. Das „Wohnen im Alter“ ist in den Köpfen der meisten Menschen mit einem Umzug in ein Alten- oder Pflegeheim verbunden. Doch dies ist ein weit verbreitetes Missverständnis in der Bevölkerung. Da es sich, meiner Meinung nach, beim selbstständigen Wohnen um einen zentralen Aspekt der Lebensqualität handelt, ist es wichtig, sich vor dem Hintergrund der heutigen Ausgangsbedingungen mit den zukünftigen Perspektiven des Wohnens zu beschäftigen. Ich arbeitete mich mithilfe von Literatur und praktischen Erfahrungen (im Rahmen meines Praktikums) in die Materie ein und fand ein umfangreiches, interessantes, aktuelles und zukunftsorientiertes Themengebiet vor, welches ich als geeignet empfand um meiner Bachelorarbeit ihren Titel zu verleihen.

1 Einleitung

Die Thematik „Wohnen im Alter“ ist aktuell und wird weit über die Gerontologie hinaus diskutiert, da sie aufgrund des demographischen Wandels in den letzten Jahren an Bedeutung gewonnen hat. Doch inwiefern steht der demographische Wandel mit dem Bereich des Wohnens im Alter in einem Zusammenhang?
Die Bevölkerung in Deutschland altert. Langfristige demographische Trends, wie eine niedrige Geburtenrate, eine steigende Lebenserwartung sowie ein sinkender Anteil von Kindern und Jugendlichen werden in den nächsten fünfzig Jahren zu einer Verschiebung der Generationsverhältnisse führen. Laut der mittleren Variante der 11. koordinierten Bevölkerungsvorausberechnung des statistischen Bundesamtes war im Jahre 2005 bereits jeder Fünfte in Deutschland 65 Jahre und älter [vgl. Statistisches Bundesamt (2007): 15]. Bis zum Jahr 2050 soll schon jeder Dritte dieser Alterskategorie zugeordnet werden können. Auch der Anteil der Hochbetagten an allen 65jährigen und älteren wird von ihren 25% im Jahre 2005 bis 2050 auf 40% deutlich ansteigen [ebd.]. Diese Entwicklung spiegelt sich auch in den Veränderungen des sogenannten Altersquotienten[1] wider, der sich bis zum Jahre 2050 von 32 auf 64 erhöhen wird. Dies bedeutet, dass im Jahr 2050 auf einhundert Menschen im Alter von 20 bis 65, etwa 64 Menschen im Alter von 65 und mehr Jahren kommen werden. Die Tatsache, dass der Anteil der hochbetagten Menschen in Deutschland kontinuierlich steigen wird, lässt eine parallel steigende Pflegebedürftigkeit vermuten. Die Pflegestatistik des statistischen Bundesamtes aus dem Jahr 2008 untermauert diese Vermutung, denn der Anteil der Pflegebedürftigen[2] wird von 2,13 Millionen Menschen im Jahr 2005 innerhalb der nächsten 25 Jahre auf 3,36 Millionen Menschen ansteigen [vgl. Statistisches Bundesamt (2008): 2]. Während 68% der Pflegebedürftigen von Angehörigen zu Hause versorgt werden[3], sind lediglich ein Drittel (32%) dieser in Heimen untergebracht [ebd.]. Doch die rückläufigen Kinderzahlen, die steigende Frauenerwerbsquote und die oftmals hohe berufliche Mobilität werden langfristig zu einer Reduzierung der zur Verfügung stehenden pflegenden Angehörigen führen [vgl. Weltzien (2004): 14]. Der Trend zur vermehrten Nutzung professioneller Pflege (Pflegeheim / ambulante Pflege) lässt sich mit einem Rückgang von 5% der Pflegegeldempfänger in der Pflegestatistik erkennen [vgl. Statistisches Bundesamt (2008): 2]. Zusammenfassend sind zwei parallel laufende Trends zu erkennen: während der Anteil der Pflegebedürftigen an der Gesamtbevölkerung von 2,6% im Jahr 2005 auf 4,4% im Jahr 2030 ansteigen wird, ist die Zahl der pflegenden Angehörigen rückläufig. Diese Diskrepanz wird zukünftig zu einem erhöhten Bedarf an betreuten Wohnmodellen führen [vgl. Voges (2008): 219]. Der Großteil der Älteren zieht aber auch bei erhöhtem Betreuungs- und Versorgungsbedarf vor, in den eigenen vier Wänden zu bleiben als in eine neue Wohnform zu wechseln

[1]Der Altersquotient bezieht die ältere Bevölkerung im Rentenalter als Gruppe potenzieller Empfänger von Leistungen der Rentenversicherung oder anderen Altensicherungssystemen auf die Bevölkerung im Erwerbsalter.

[2]Pflegebedürftig im Sinne des Pflegeversicherungsgesetzes.

[3]Die Zahl wird von der Statistik der Pflegegeldempfänger abgeleitet.

[ebd.]. Laut Voges wird „normales Wohnen“[4] mit zusätzlichen Versorgungsangeboten daher als wichtigste Wohnform im Alter betrachtet [vgl. Voges (2008): 213].
Die rasch wachsende Anzahl von neuen Angeboten und Initiativen zeugt von einem hohem Wachstumspotenzial und einer hohen Dynamik in diesem Bereich. Betrachtet man jedoch die Teilhabe der eigentlichen Betroffenen, die Älteren, zeigt sich, dass nur ein geringer Teil an dieser Entwicklung teilnimmt. Das quantitativ vorherrschende Wohnen im Alter findet in Deutschland in „normalen“ Wohnungen statt [ebd.]. Vor diesem Hintergrund lässt sich folgende Fragestellung der Arbeit zugrunde legen:

Wurden in der Entwicklung der Wohnformen die Wohnbedürfnisse des Alters ausreichend berücksichtigt?

Um eine Antwort auf die oben stehende Frage herauszuarbeiten wird diese Arbeit die neuen sowie bereits länger bestehenden Wohnformen hinterleuchten und auf ihre Bedürfnisgerechtigkeit untersuchen. Aus dieser Aufgabenstellung leitet sich folgender Aufbau ab. Zunächst sollen Hintergrundinformationen zum Wohnwandel, der Wohnsituation Älterer und Wohnbedürfnisse im Alter eine Basis für das Verständnis der sich daran anschließenden Analyse schaffen. Die jeweiligen Kapitel über die Wohnformen schließen neben der Analyse auf die Bedürfnisgerechtigkeit auch eine kritische Betrachtung der Wohnalternativen mit ein. Die wesentlichen Erkenntnisse der Arbeit werden anschließend in tabellarischer Form mit Schwerpunkt auf die kritischen Gesichtspunkte zusammengefasst. In einem abschließenden Fazit werden Konsequenzen dargelegt, welche durch die Einsichten die in dieser Arbeit erlangt wurden, erstrebenswert sind.

2 Hintergrund

Ziel dieses Kapitels ist es, einen Hintergrund für die spätere analytische Betrachtung der Wohnformen zu schaffen, in dem anfangs das Wohnen im Alter aus verschiedenen Perspektiven beleuchtet wird. Der zunächst beschriebene Wohnwandel hilft mit seiner geschichtlichen Vertiefung in die Thematik, das Verständnis für neue Wohnformen zu schärfen. Mithilfe statistisch erfasster Daten rundum die aktuelle Wohnsituation Älterer sollen anschließend die Art des Wohnens im Alter dargelegt werden und der Bedarf an neuen Wohnformen aufgedeckt werden. Abschließend wird die allgemeine Bedeutung des Wohnens Älterer thematisiert, um verschiedene Wohnbedürfnisse aus den Ergebnissen zu ziehen und im Weiteren für die Analyse zu nutzen.

[4] „normales Wohnen“ = Wohnen, welches dem vorhergehenden Wohnen aus der vorhergehenden Lebensphase entspricht [vgl. Krämer (2005), In: Wüstenrot-Stiftung (2005): 48]

2.1 Wohnen im Wandel

Das idyllische Bild, dass im 19. Jahrhundert die Betreuung und Versorgung älterer Menschen in der Großfamilie stattgefunden hat, ist in vielen Köpfen verankert. Doch laut sozialhistorischen Forschungen sind diese Wohngemeinschaften von Familiengenerationen nicht üblich gewesen, sondern nur zeitweise und eher begrenzt vorgekommen [vgl. Tews (2005), In: Wüstenrot-Stiftung: 15]. Das Wohnen in Institutionen, wie in einem Heim oder öffentlichen Armenwesen, traf ebenfalls nur für eine Minderheit zu [ebd.]. Auch von Ende des 19. Jahrhunderts bis zu Beginn des 20. Jahrhunderts verlebte die Mehrheit der Älteren ihren Lebensabend allein oder mit Partner in einer „normalen" Wohnung [ebd.]. Der Glaube, dass die ältere Generation in Schutz und Geborgenheit der eigenen Familie alt geworden und gestorben ist, kann demnach eher den Mythen zugeschrieben werden, denn schon die geringe Lebenserwartung[5] begrenzte die Möglichkeiten eines dauerhaften Zusammenlebens mit der Familie [vgl. Rühm (2003): 8]. Weiterhin glich das als harmonisches Familienidyll beschriebene Beisammensein eher einer „Zwangsgemeinschaft" aufgrund von Traditionen und fehlenden Alternativen [vgl. Tews (2005), In: Wüstenrot-Stiftung (2005): 15]. Mit dem Anstieg der Lebenserwartung in den folgenden Jahren und Generationen nahm die gemeinsame Zeit im Familienbund jedoch zu und führte tatsächlich zu einem vorübergehenden Phänomen der Drei-Generationen-Familien, die auf bestimmte Zeit unter einem Dach lebten [vgl. Höpflinger (2002), In: Wüstenrot-Stiftung (2005): 15]. Dieser Zustand währte aber nicht lang, denn ein Zusammenleben auf engstem Raum barg mit zunehmendem Individualismus auch ein hohes Konfliktpotenzial in sich [vgl. Rühm (2003): 8]. Aber nicht nur die Jüngeren waren unzufrieden mit dieser neuen langwährigen Wohnsituation, sondern auch die Wohnpräferenzen der Älteren veränderten sich durch die Ausdehnung der Lebensphase Alter [vgl. Weltzien (2004): 1]. Die medizinischen Fortschritte und die Erhöhung des Lebensstandards führten zu einem Anstieg der Lebenserwartung. Somit blieben die Menschen im Alter oft länger rege, körperlich gesund und vital [vgl. Rühm (2003): 8]. Der Wunsch, sich in seiner eigenen Wohnung zu verwirklichen und so lange wie möglich eine selbstständige Haushalts- und Lebensführung zu bewerkstelligen, trat vermehrt auf und hat bis heute nicht an seiner Gültigkeit verloren.

Heute legt zusätzlich das Pflegeversicherungsgesetz mit ihrer gesetzlich festgelegten gesundheitspolitischen Prämisse „ambulant vor stationär" die Priorität auf eine autonome Lebensführung. Um dieser Prämisse gerecht zu werden ist eine gute und bedürfnisgerechte Wohnung grundlegende Vorraussetzung. Jedoch haben eigene Interessen und Bedürfnisse der Älteren bei ihrer Wohnungswahl lange keine bedeutende Rolle gespielt, sodass bedürfnisgerechte Wohnungen in vielen Fällen nicht gegeben sind [vgl. Krämer (2005), In: Wüstenrot-Stiftung: 54]. Die Barrierefreiheit in den Wohnungen soll Selbstbestimmung, Partizipation und Aktivitätsspielräume innerhalb der räumlich-sozialen Umwelt schaffen [vgl. Weltzien (2003): 3]. Bis vor wenigen Jahren war eine altersgerechte Ausstattung von Wohnungen

[5] z.B. im Jahr 1900: Jungen 46,4 Jahre und Mädchen 52,5 Jahre [vgl. Statistisches Bundesamt (2006a)]

und Wohnumfeld im „normalen“ Wohnungsbestand unbekannt und auch im Wohnungsbau war eine barrierearme und nutzungsneutrale Gestaltung eher die Ausnahme [vgl. Tews u.a. (2005), In: Wüstenrot-Stiftung (2005): 11]. Die neuen Wohnformen sollten mehrere Bedarfslagen gleichzeitig abdecken, wie ein Angebot von Hilfen, Betreuung und Pflege sowie von Aktivitäten und Gemeinschaft [vgl. BMFSFJ (1998): 98].

In den 1990er Jahren begann der Aufschwung des Modells „Betreuten Wohnens“, welches barrierefreie Wohnungen und selbstständiges Leben propagierte [vgl. Statistisches Bundesamt (2001): 249]. Doch nicht die Konzeption einer Kombination aus barrierefreien Wohnen und Dienstleistungen war neu und führte zur Dynamik dieses Modells, sondern die Entwicklung hin zu einer gesellschaftlich akzeptierten sowie politisch unterstützten, beziehungsweise geförderten Wohnform im Alter [vgl. Weltzien (2004): 8]. Der Nomenklatur der Altenhilfe des Deutschen Vereins für öffentliche und private Fürsorge wurden im Jahr 1992 fünf neue besondere Wohnformen beigefügt, von denen zwei eher zu den normalen Wohnformen gezählt werden müssen [vgl. BMFSFJ (1998): 98]. Der Altenwohnstift, das Betreute Wohnen und die Hospize ergänzen seither nun die „älteren“ Wohnformen Altenheim, Altenpflegeheim und die Altenwohnung. Die Wohngemeinschaft sowie die Wohnungshilfen / Wohnanpassung wurden aufgrund der Aktualität als neue Elemente des normalen Wohnens, ebenfalls als besondere Wohnformen definiert [ebd.]. Diese Erweiterung weist darauf hin, dass sich die Angebote der Altenhilfeeinrichtungen ausdehnen, sich aber auch außerhalb der Altenhilfeeinrichtungen Wohninitiativen entwickeln. Ebenso die Bundesländer reagierten auf die aktuelle Thematik und unterstützten Förderprogramme zum Bau betreuter Wohnanlagen. Auf Bundesebene wurde das Modellprojekt „Selbstbestimmt Wohnen im Alter“ initiiert, welches nach dreijähriger Laufzeit im Jahre 2001 bereits auslief [vgl. BMFSFJ (2001): 43]. Wohnen im Alter war aufgrund des demographischen Wandels in den Mittelpunkt gesellschaftlicher Diskussionen geraten. Trotz dieser quantitativen Zunahme an qualitativ guten Einrichtungen und politischer Propaganda für neue Wohnformen, lebt die Mehrheit der Menschen, wie seither, noch in ihren „normalen“ Wohnungen [vgl. Voges (2008): 212]. Aus diesem Sachverhalt heraus lässt sich die Frage formulieren, ob die Modifizierung der Altenhilfeeinrichtungen demnach überhaupt sinnvoll erscheint?

Laut des Alters-Surveys aus dem Jahre 2000 werden zukünftige Seniorengenerationen den neuen Wohnformen aufgeschlossener gegenüber stehen als die älteren [vgl. Kohli u.a. (2000): 137, In: Weltzien (2003): 15]. Eine Umfrage ergab, dass ältere Haushalte (70-85jährige) bei Bedarf sofort in die älteren Wohnformen, wie Alten- und Pflegeheim umziehen würden, wohingegen die jüngeren Haushalte (55-69jährige) einen Umzug in „normale“ Wohnungen oder einen Umbau der alten Wohnung präferieren [ebd.]. Das spricht für ein steigendes Interesse an neuen Wohnprojekten und einen sich vollziehenden gesellschaftlichen Einstellungswandel gegenüber neuer Wohnalternativen. Demnach lässt sich vermuten, dass die Modifizierung der Altenhilfeeinrichtungen eine zukunftsblickende Maßnahme darstellt.

2.2 Wohnsituation im Alter

Im Allgemeinen kann vorweg genommen werden, dass viele der von Älteren bewohnten Wohnungen erhebliche Defizite aufweisen [vgl. Voges (2008): 220]. Daher wohnen viele Senioren in altersungerechten Wohnungen und drohen ihre Selbstständigkeit im eigenen Haushalt zu verlieren. Nur eine altersgerechte Wohnausstattung kann mit dem Alter verbundene Probleme der Alltagsbewältigung kompensieren und somit eine eigenständige Lebensführung aufrechterhalten [ebd.].
Als Kennzeichen für das Wohnen im Alter gilt das Leben in der gleichen Wohnform über viele Jahre, welches sich oftmals in der Art des ganz „normalen" Wohnens äußert [vgl. Voges (2008): 213].

Tabelle 1: *Wohnformen älterer Menschen (65 Jahre und älter) in Deutschland*

normale Wohnung	93%
Heim	4%
traditionelle Altenwohnung	1%
Betreutes Wohnen	2%
Gemeinschaftliches Wohnen	0,01%
ambulant betreute Pflegewohngruppen	0,01%

Quelle: Schader Stiftung (2006), URL: `http://schader-stiftung.de/wohn_wandel/1004.php`[6]

Im Jahre 2006 sind es laut der Schader Stiftung 93% der 65jährigen und älteren Menschen, die in ihrer normalen Wohnung ihre dritte Lebensphase verleben. Lediglich 4% sind in Heimen untergebracht und nur 2% nutzen das Angebot des Betreuten Wohnens. Die Struktur der Heime zeigt zwar, dass mit steigendem Alter mehr Menschen einen Heimplatz beanspruchen, jedoch auch im Alter von 90 Jahren und älter „nur" 21% in einem Alten- und Pflegeheim leben [vgl. Voges (2008): 212]. Im Umkehrschluss bedeutet dies, dass immer noch fast vier Fünftel von allen 90jährigen und älteren in ihrem eigenen zu Hause wohnen. Die traditionellen Altenwohnungen[7], die in den 1960er und 1970er Jahren das eigenständige Wohnen mit flankierten Betreuungsleistungen als einzige Alternative zum Heim anboten, werden von 1% der älteren Menschen ab 65 Jahren in Anspruch genommen. Auch das in den Medien in den Vordergrund gerückte und viel propagierte Gemeinschaftliche Wohnen im Alter liegt laut Statistik nur bei einer geringen Nutzungsrate von 0,01%. Die ambulant betreuten Pflegewohngruppen werden ebenfalls lediglich mit dem geringen Prozentsatz von 0,01% frequentiert.
In Abschnitt 2.1 wurden bereits die sich verändernden Haushaltsstrukturen angesprochen, die an dieser Stelle nun als Rahmendaten das „normale" Wohnen genauer beleuchten sollen.

[6] Die Tabelle beruht auf einer Fortschreibung der Angaben im 2. Altenbericht der Bundesregierung, die sich auf unterschiedliche neuerer Datenquellen stützt: empirica-Datenbank zum Betreuten Wohnen, Angaben des Forums für gemeinschaftliches Wohnen, Erhebung des Kuratoriums Deutsche Altershilfe und der Bertelsmann Stiftung zu ambulant Betreuten Wohngruppen.

[7] Traditionelle Altenwohnungen waren in den 70er Jahren, meist vom Staat geförderte Neubauten, die mit Zentralheizung und eigenem Bad, einen Wohnkomfort bot, wie es keine Selbstverständlichkeit war. Heute werden sie trotz ihres statistisch hohen Ausmaßes auf dem Markt, kaum als Wohnform im Alter diskutiert.

Der Trend zeigt bereits seit dem 19. Jahrhundert einen stetig ansteigenden Anteil der Ein- bis Zweipersonenhaushalte, welcher eine wachsende Singularisierung impliziert [vgl. Statistisches Bundesamt (2002), In: Wüstenrot-Stiftung (2005): 52]. Im Jahre 1900 sind 21,8% der Haushalte in Deutschland als Ein- bis Zweipersonenhaushalte zu verzeichnen [ebd.]. Im Jahr 1950 lassen sich bereits 44,7%, also knapp die Hälfte, zu diesen zählen [ebd.]. Bis zum Jahre 2000 stieg der Anteil auf 69,4% und verliert heute aufgrund seines bereits so hoch angestiegenen Wertes von seiner Dynamik [ebd.]. Diese Entwicklung in Richtung einer steigenden Zahl an Ein- und Zweipersonenhaushalten wird sich jedoch in den nächsten Jahren weiter fortsetzen [vgl. Krämer (2005), In: Wüstenrot-Stiftung (2005): 48].
Zu diesem starken Anstieg der kleineren Haushaltsgrößen in Deutschland tragen Ältere einen entscheidenden Anteil bei. Die nachfolgende Tabelle 2 zeigt die Struktur der Altenhaushalte im Jahr 2000 und verdeutlicht, dass 90% der 65jährigen und älteren entweder mit ihrem Partner allein wohnen oder einen Singlehaushalt führen.

Tabelle 2: *Struktur der Altenhaushalte im Jahr 2000*

		insgesamt		65 - 67 Jahre	80 Jahre und älter
Partnerhaushalte		53%			
darunter:	ältere Paare ohne Kinder		49%	56%	22%
	ältere Paare mit Kindern		4%	7%	2%
Singlehaushalte		37%			
darunter:	alleinstehende Frauen		30%	26%	48%
	alleinstehende Männer		7%	7%	9%
Alleinstehende mit Kindern		5%			
darunter:	Frauen		4%	2%	7%
	Männer		1%	1%	1%
Heimbewohner		4%			
darunter:	Frauen im Heim		3%	1%	10%
	Männer im Heim		1%	1%	1%
sonstiges		0,2%	0,2%	0,3%	0,0%
insgesamt			100%	100%	100%

Quelle: Schader Stiftung (2006), URL: `http://schader-stiftung.de/wohn_wandel/1004.php`[8]

Die quantitativ vorherrschende Haushaltsform unter den Älteren ist mit 53% jedoch der Zweipersonenhaushalt. Zudem zeigt die Tabelle 2 einen Anstieg der Singlehaushalte mit Beginn des achtzigsten Lebensjahres, welcher zum größten Teil auf Verlust des Lebenspartners zurückzuführen ist. Der Anteil der Frauen liegt, aufgrund ihrer höheren Lebenserwartung, mit 48% ganze 39 Prozentpunkte über dem Wert der von Männern geführten Singlehaushalte. Dies spricht dafür, dass die Problematik „Wohnen im Alter" aufgrund der Geschlechterproportionen zukünftig vermehrt ein Problem für den weiblichen Teil der Bevölkerung darstellen wird. Laut Daten des Statistischen Bundesamtes wird die Anzahl der 60jährigen und älteren, die in einem Einpersonenhaushalt wohnen, von den 37% aus dem Jahre 2000 bis

[8] Aus eigenen Berechnungen der Schader-Stiftung auf der Grundlage des 3. Altenberichts der Bundesregierung, S. 219, 220

zum Jahre 2025 auf 45%[9] weiter ansteigen [vgl. Statistisches Bundesamt, (2007a)]. Doch die vorherrschende Haushaltsform bleibt auch bis zum Jahre 2025, mit einem Prozentsatz von 57%, das Wohnen in Partnerhaushalten [ebd.].
Wie bereits erwähnt ist die Ausstattung einer Wohnung von Bedeutung. Eine Wohnung gilt als „modern ausgestattet", wenn sie bereits minimale moderne Wohnstandards wie eine vorhandene Zentralheizung oder sanitäre Anlagen aufweisen kann [vgl. BMFSFJ (1998): 102]. Wohngüter, wie Ebenerdigkeit, Barrierefreiheit, Türsprechanlagen, Sicherheitsvorkehrungen in Bad und Dusche oder ein Balkon, lassen eine Wohnung als altersgerecht gelten und ermöglichen Annehmlichkeiten, die sich insbesondere in der Gesundheitszufriedenheit widerspiegeln [vgl. Voges (2008): 220]. Vier Fünftel der über 60jährigen leben in Wohnungen, die einem modernen Wohnstandard entsprechen [ebd.]. Trotz des bestehenden hohen Niveaus an Wohnversorgung in Deutschland existieren jedoch noch Wohnungen ohne selbstverständliche Standards, wie eine wohnungseigene Dusche oder eine eigene Toilette [vgl. Voges (2008): 220]. Laut dem Deutschen Zentrum für Altersfragen (DZA) sind ein Drittel aller Wohnungen in Deutschland mit erheblichen Defiziten in ihrer Sanitärsausstattung und Beheizbarkeit auf dem deutschen Wohnungsmarkt vorzufinden [vgl. DZA (1998): 66]. Diese schlechte Wohnungsversorgung lässt sich oftmals in Altbauten und vermehrt in Ostdeutschland wiederfinden [vgl. Voges (2008): 221]. In den neuen Bundesländern sind sieben Mal so viele Wohnungen mit schweren Mängeln aufzufinden wie in den alten Bundesländern [vgl. Krämer (2005), In: Wüstenrot-Stiftung (2005): 55]. Daher herrscht dort ein aktueller und akuter Modernisierungsbedarf der Wohnungen. Die Bewohnerstrukturen der von den Mängeln betroffenen Wohnungen weisen einen hohen Anteil älterer Alleinstehender auf [vgl. Statistisches Bundesamt (2002), In: Wüstenrot-Stiftung (2005): 55]. Ein Fünftel der über 60jährigen lebte im Jahr 2002 ohne eigenes Badezimmer und eigene Toilette [vgl. Voges (2008): 221]. Ein ausschlaggebender Grund könnte die überdurchschnittlich lange Wohndauer der Älteren in ihren alten Wohnformen sein. Ein Drittel der 70 bis 85jährigen leben, laut eigenen Angaben, mehr als vierzig Jahre in ihren aktuellen Wohnung [vgl. Krämer (2005), In: Wüstenrot-Stiftung (2005): 55]. Daraus resultiert, dass Wohnräume mit den Bewohnern im Lebensverlauf altern und die Wohnstandards mit steigendem Alter stets veraltet sind [vgl. Voges (2008): 220]. Die Ausstattungssubstandards wie beispielsweise die fehlende Privatsphäre durch ein Gemeinschaftsbad, werden von den Älteren als vernachlässigbar eingestuft [vgl. Krämer (2005), In: Wüstenrot-Stiftung (2005): 55]. Als Grund für ihr „Verharren" in diesen Wohnungen wird eine größere „Leidensbereitschaft" angegeben, die aus den Ereignissen des Zweiten Weltkrieges resultiert [ebd.]. Gleichzeitig hat das über die Jahre hinweg entstandene Wohnumfeld, bestehend aus Freunden und Nachbarn, für Ältere einen höheren Wert als der materielle Wohnkomfort [vgl. Tews u.a. (2005), In: Wüstenrot-Stiftung (2005): 14].
Bei den zur Verfügung stehenden Wohnflächen in Einpersonenhaushalten liegen Ältere[10] mit

[9] Laut den Trendberechnungen.
[10] In dieser Statistik als alle 65jährigen und älteren definiert.

einer durchschnittlichen Wohnfläche von 53,4m^2 im Osten und 69,3m^2 im Westen jedoch über dem festgeschriebenen, zum Leben notwendigen Mindestmaß von 40m^2 [vgl. BMFSFJ (1998): 109]. Auch das Mindestmaß der Zweipersonenhaushalte von 60m^2 wird mit 69,0m^2 (Ost) und 88,6m^2 (West) deutlich überschritten [ebd.]. In Verbindung mit dem Fakt, das zwei Drittel aller 65jährigen und älteren in modern ausgestatteten Wohnungen leben scheint im Allgemeinen in Deutschland eine hohe Wohnqualität auf großen Flächen zu herrschen. Doch der Schein trügt. Die Instandhaltung und Pflege einer so großen Wohnfläche kann im Alter schnell zu einer Zusatzbelastung führen und somit nicht als Maß von Wohnqualität angeführt werden [vgl. Backes (2003): 230]. Auch dürfen die Minderheiten nicht außer Acht gelassen werden. Immerhin leben 33,3% aller 65jährigen und älteren in Ostdeutschland laut Mindestmaß in zu kleinen Wohnungen [vgl. BMFSFJ (1998): 105]. Im Westen beträgt dieser Anteil 9,4% [ebd.]. Die Ost-West-Unterschiede müssen durch Anpassung und Nachholeffekte zukünftig angeglichen werden.

2.3 Wohnbedürfnisse im Alter

Im Folgenden werden Wohnbedürfnisse herausgearbeitet, die später der Wohnformenanalyse als Bewertungskriterium dienen sollen. Um die Wohnbedürfnisse der Älteren herauszufinden, wird jedoch zunächst das Augenmerk auf die allgemeine Bedeutung des Wohnens gelegt. Welche Bedeutung hat das Wohnen für einen Menschen? Und warum kann mit zunehmendem Alter, ein paralleler Bedeutungsanstieg für das Wohnen verzeichnet werden?

„Die Wohnung ist unverletzlich." [Grundgesetz, Art. 13, Abs. 1]

Die Wohnung ist mehr als die Vereinigung von Architektur, Baumaterial und Kostenverwaltung. Eine Wohnung bildet einen intimen individuellen Ort, welcher geschützt durch das Grundgesetz, einen abgeschirmten Raum von der Öffentlichkeit darstellt [vgl. Backes (2003: 230]. Weiterhin spendet sie dem Individuum Geborgenheit, Ruhe und Gewohnheit und bietet Platz zum Ausdruck der eigenen Persönlichkeit [vgl. Wilde/ Franke (2006): 103]. Als Teilsaspekt unserer sozialen Realität, trägt die Art des Wohnens erheblich zur Lebensqualität bei [vgl. Backes (2003): 230]. Nicht nur die bauliche Gestaltung, das materielle Wohnumfeld und die Infrastruktur können die Lebenszufriedenheit positiv beeinflussen, sondern auch das sich bildende soziale Umfeld aus Nachbarn und Freunden [vgl. BMFSFJ (1998): 127ff.].
Bezogen auf das Alter nimmt die Lebenskomponente Wohnung weitergreifende Funktionen an, als nur einen Ort des sozialen Rückzuges zu schaffen. Im Laufe der Jahre erfahren die Wohnung sowie das Wohnumfeld aufgrund nachlassender körperlicher Fähigkeiten und nachlassenden geistigen Kompetenzen im Alter, einen erheblichen Bedeutungszuwachs [vgl. Backes (2003): 231]. Die Wohnung wird somit im Laufe des Lebens zum Mittelpunkt der alltäglichen Lebenserfahrungen. 90% der älteren Menschen wünschen sich dauerhaft in ihrer eigenen Wohnung wohnen zu bleiben [vgl. Wilde / Franke (2006): 113]. Laut Zeitbudgetstudien, erhoben vom Statistischen Bundesamt im Jahre 2001/02, verbringen Ältere knapp vier Fünftel ihres Tages im eigenen Haus und Garten [vgl. Statistisches Bundesamt (2004)].

Abbildung 1: *Außerhalb der Wohnung verbrachte Zeit nach Altersgruppen (Stunden: Minuten je Tag)*

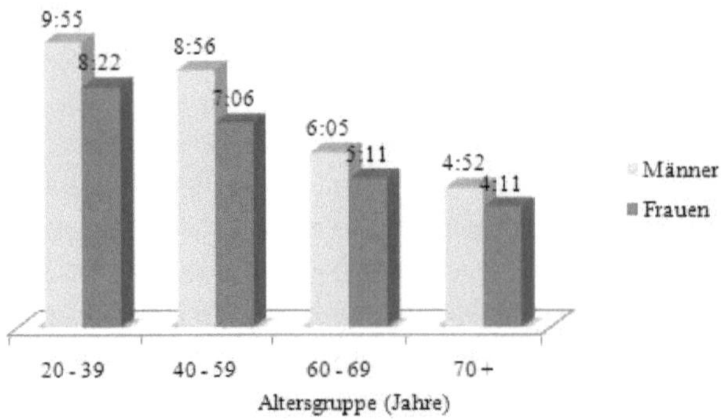

Quelle: Statistisches Bundesamt (2004): 237

Abbildung 1 zeigt, dass mit ansteigender Zahl der Lebensjahre, die Zeit außerhalb der Wohnung stetig sinkt. Menschen ab 60 Jahren verbringen im Durchschnitt nur fünf Stunden außerhalb der Wohnung, wohingegen Menschen zwischen 20 und 39 Jahren sich noch knapp zehn Stunden ihres Zeitbudgets außerhalb des Hauses aufhalten [vgl. Statistisches Bundesamt (2004): 237]. Auch lassen sich in anderen Untersuchungen Unterschiede zwischen Älteren in Mehrgenerationenfamilien und Alleinstehenden erkennen [vgl. Backes (2003): 231]. Alleinstehende verbringen durchschnittlich eine Stunde länger außer Haus als Ältere, die in einem Familienbund leben. Auch Heimbewohner verleben rund 90% ihres Tages innerhalb ihrer Institution, vorwiegend in ihren Zimmern oder im Wohnbereich [ebd.]. Um diesen Bedeutungszuwachs des Wohnens im Laufe des Lebens weiter zu erklären, wird in der Literatur oftmals der schrumpfende Aktionsradius[11] aufgrund zunehmender Immobilität angeführt [vgl. Backes (2003): 230]. Mittelpunkt dieses Radius bildet die eigene Wohnung [vgl. Wilde/ Franke (2006): 104].
Die nachlassenden körperlichen Konstitutionen sind aber nur ein Teil der sich verändernden Lebensumstände im Alter. Mit Eintritt in das Rentenalter ist parallel auch ein Verlust sozialer Netzwerke zu verzeichnen [vgl. Backes (2003): 230]. Die soziale Umwelt eines Älteren ist von starken Veränderungen geprägt [ebd.]. Deshalb werden die Wohnung, das Wohnumfeld und die Nachbarschaft im Alter zum Kern des sozialen Lebens. Trotz sich wandelnder Lebensverhältnisse bleibt die Wohnung mit ihrem sozialen Wohnumfeld ein stabiler Bezugspunkt im Leben eines Älteren [vgl. Madörin (1985): 25]. Das Wohnen wird zum Ausdruck eigener Kompetenzen [vgl. BMFSFJ (1998): 20]. Eine selbstständige Lebens- und Haushaltsführung gilt als Aufrechterhaltung der sozialen Identität und trägt zum körperlichen und

[11] „Aktionsradius bezeichnet die Reichweite des Handelns eines Menschen oder Unternehmens, abhängig von individuellen Gegebenheiten (Alter, Fähigkeiten, Einschränkungen oder Behinderungen) sowie äußeren Verhältnissen wie z. B. Geldmittel.“ [`www.wikipedia.de`, URL: `http://de.wikipedia.org/wiki/Aktionsradius` (09.12.2009)]

psychischen Wohlbefinden bei [vgl. Voges (2008): 213].
Aber welche Bedürfnisse lassen sich aus diesem Bedeutungswandel für das zukünftige Wohnen im Alter ableiten? Prägnant sticht der Wunsch nach dem Verbleib in den eigenen vier Wänden hervor, der auch als Wunsch nach Vertrautheit definiert werden kann [vgl. Wilde / Franke (2006): 113]. Des Weiteren zeigt sich, dass Ältere einen großen Wert auf ihre Selbstständigkeit legen und ihren Alltag möglichst unabhängig gestalten und bewältigen wollen [vgl. Voges (2008): 210]. Der Erhalt der eigenen Wohnung impliziert weiterhin einen gleichzeitigen Erhalt des Netzwerkes aus vertrauten Sozialkontakten und der bekannten Wohnumgebung. Die Wohnumgebung kann mithilfe altersgerechter Infrastrukturen ebenfalls die Eigenständigkeit fördern und den Bedürfnissen nach Mobilität und sozialer Einbindung in die Gesellschaft gerecht werden [vgl. Voges (2008): 228]. Des Weiteren gewinnt der Faktor Sicherheit im Alter an Bedeutung [vgl. Weltzien (2004): 186]. „Mit Sicherheit sind die Dinge verbunden, die mit dem Vermeiden und Beseitigen von Gefahrenquellen zusammenhängen, die ein Leben in Selbstständigkeit verhindern oder zumindest negativ beeinflussen können" [MAGS, URL: `http://www.mags.nrw.de/04_Soziales/1_Pflege/wohnen-im-alter/informationen-fuer-planer/planungshinweise/index.php#wohnbeduerfnisse` (05.01.2010)]. Aber auch eine Versorgungssicherheit wird gewünscht, die früher nur durch institutionelle Wohnformen gewährleistet werden konnte. Neue Wohnformen stehen also vor der Herausforderung, den Aspekt der Aufrechterhaltung der Eigenständigkeit und den der Sicherheit, so zu kombinieren, dass diese aktuellen Wohnbedürfnisse gleichzeitig abgedeckt werden können.
Optimal wäre eine altersgerechte Wohnung mit entsprechendem Wohnumfeld, welches das psychische Wohlbefinden sowie den Erhalt individueller Leistungsfähigkeiten fördert. Weiterhin sollte das Wohnen Anregungen und Stimulation im täglichen Leben bieten [vgl. Blonski (1997): 21]. Um dem Kompetenzgrad eines Individuums Stabilität zu verleihen, sollten ihm Freiräume bezüglich eigener Entscheidungen gewährleistet werden. Beispielsweise sollten Ältere Einfluss auf den Inhalt, Umfang und die Zeit bestimmter Tätigkeiten nehmen können [ebd.]. Das Gestalten, Planen und Organisieren von Dingen verleiht dem älteren Menschen die Möglichkeit weiterhin eine partizipierende Rolle in der Gesellschaft einzunehmen [ebd.]. Ein Verlust an Kontrolle dieser Tätigkeiten würde sich auf das Wohlbefinden und die Lebensqualität negativ auswirken [ebd.]. Das Wohnen bildet somit einen Rahmen für die Lebensqualität im Alter und sollte bedürfnisgerecht dem Alter und dessen subjektiven Ansprüchen Folge leisten.

3 Wohnformen im Alter

Im Folgenden werden nun bestimmte Wohnformen vor dem gegebenen Hintergrund analysiert. Hierbei wird die Frage im Mittelpunkt stehen, ob die Wohnformen den wandelnden Wohnbedürfnissen des Alters nach Selbstständigkeit, Aufrechterhaltung der sozialen Kontakte und Sicherheit gerecht werden? Außerdem soll eine Übersicht der Wohnformen entstehen, welche sich an den Verhaltensorientierungen der Älteren anlehnt. Das heute verfügbare Spektrum an Wohnmöglichkeiten lässt sich drei verschiedene Entscheidungssituationen zuordnen:

- „Wohnen bleiben so lange wie möglich"
- „Umziehen zur rechten Zeit"
- „Umziehen, wenn es nicht mehr anders geht" [vgl. Tews (2005), In: Wüstenrot-Stiftung (2005): 37].

Diese drei Verhaltenorientierungen beeinflussen und prägen das heutige Wohnverhalten im Alter maßgeblich und dienen dieser Arbeit zur Orientierung der Zuordnung der ausgewählten Wohnformen.

3.1 Im eigenen Zuhause bleiben

Das eigene Zuhause entwickelt sich durch oft langjähriges Verbleiben in derselben Wohnung zu einer wichtigen Komponente in der Biographie eines Menschen [vgl. Krämer (2005), In Wüstenrot-Stiftung (2005): 48]. Das selbstständige Führen des Haushaltes trägt im Alter einen unschätzbaren Wert und wird als wesentliches Merkmal sozialer Unabhängigkeit gesehen [vgl. Voges (2008): 213]. In der vertrauten Wohnumgebung sind soziale Netzwerke entstanden, welche trotz schrumpfender Aktivitätsräume im Alter, einen gewissen sozialen Lebenskreis aufrechterhalten [vgl. Madörin (1985): 25]. Die räumlich-soziale Umgebung nimmt daher positiven Einfluss auf die Lebensqualität eines Menschen [vgl. Backes (2003): 230]. Aus diesem Grund sehen viele Ältere einen Umzug als Entwurzelung aus ihren sozialen Strukturen an und äußern den Wunsch, so lange wie möglich im eigenen zu Hause wohnen bleiben zu können [vgl. Wilde/ Franke (2006): 113]. Um diesen Wunsch zu verwirklichen, sind mit dem Aufbau neuer Angebotsstrukturen in den letzten Jahren die Chancen erheblich gestiegen. Im Folgenden werden nun fünf Möglichkeiten vorgestellt und analysiert, mit denen ein selbstständiges Leben in den eigenen vier Wänden längstmöglich erhalten bleiben soll.

3.1.1 Die Wohnraumanpassung

Die Angst vor einem Umzug in ein Heim ist bei vielen Älteren der vorrangige Grund schlechte Wohnverhältnisse zu akzeptieren [vgl. Wüstenrot-Stiftung (1999): 15]. Doch scheinen sie zu vergessen, dass altersungerechte Wohnungen ihren Wunsch nach eigenständigem Leben oftmals behindern. Die unvermeidbaren altersbedingten Einschränkungen in der körperlichen und geistigen Leistungsfähigkeit im Alter lassen Barrieren entstehen, die mit zunehmendem Alter zu unüberwindbaren Hindernissen werden können [vgl. Rühm (2003): 90].

Eine barrierereiche Wohnung in Kombination mit auftretender Multimorbidität im Alter kann langfristig zu einer Doppelbelastung führen und einen Umzug in eine institutionelle Einrichtung beschleunigen [vgl. BMFSFJ (2001): 247]. Häufig fällt es älteren Menschen schwer sich einzugestehen, dass ihre Wohnung ihren Bedürfnissen nicht mehr genügt [vgl. Wüstenrot-Stiftung (1999): 15]. Überwiegend werden die Gewohnheiten und Bedürfnisse der eingeschränkten Beweglichkeit angepasst, anstatt dass die Wohnung den wandelnden Bedürfnissen angepasst wird [ebd.]. Laut der Wüstenrot-Stiftung passieren 80% der tödlichen Unfälle im Haushalt, in Haushalten von Menschen über 65 Jahre [ebd.]. Diese Tatsache fundiert noch einmal die Dringlichkeit, dass Wohnungen den körperlichen Bedürfnissen im Alter angepasst werden müssen. Zunächst muss den Älteren die Angst genommen werden einzugestehen, dass der langjährige Wohnsitz den sich verändernden Umständen nicht mehr gerecht wird. Das Verständnis, dass kleine räumliche oder bauliche Veränderungen eine Kompensierung von Mobilitätseinschränkungen bewirken können, muss geschärft werden [vgl. Rühm (2003): 90]. Ziel dieser baulich-technischen Veränderungen ist es doch den bestehenden Wunsch eines lebenslangen Wohnens im eigenen Zuhause zu realisieren [vgl. BMFSFJ (1998): 16]. Nur in einem Drittel der Fälle sind große bauliche Maßnahmen notwendig [vgl. Narten (2005), In: Wüstenrot-Stiftung (2005): 74]. Vielfach reichen bereits Ausstattungsveränderungen oder der Einsatz von Hilfsmitteln, um eine signifikante Verbesserung zu erzielen [vgl. Wüstenrot-Stiftung (1999): 15]. Eine Wohnraumanpassung ist eine sehr individuelle Maßnahme, die je nach Bedarf von unterschiedlichen Ausführungen geprägt wird und auch außerhalb der Wohnung umsetzbar ist [vgl. BMFSFJ (2001): 246]. Prinzipiell ist eine Wohnraumanpassungsmaßnahme in jeder Wohnung möglich [vgl. BMFSFJ (1998): 168]. Im Zusammenhang mit einer Wohnraumanpassung wird immer eine vorhergehende Wohnberatung gestellt [vgl. BMFSFJ (2001): 247]. Maßnahmen zur Wohnraumanpassung orientieren sich an den Standards der Barrierefreiheit[12] für Wohnung und Wohnumgebung [ebd.]. An dieser Stelle sollte die Frage gestellt werden, ob ein angemessenes soziales Umfeld und eine technische Infrastruktur vorhanden sind. Möchte der Betroffene überhaupt für immer in dieser Wohnung leben, oder scheint eine Wohnalternative bessere Möglichkeiten zu bieten? Im Allgemeinen ist die Frage zu klären, ob eine Wohnraumanpassung zukünftig zu einer Verbesserung der Lebensqualität des Älteren beisteuert [ebd.]. Ist eine Anpassung der Wohnung als sinnvoll erachtet worden, werden mit meist kleinen Eingriffen die Gefahrenquellen des Alltags entschärft [vgl. Rühm (2003): 90]. Weiterhin sind Maßnahmen, wie das Installieren niedriger Fenstergriffe, das Anbringen von Haltegriffen und Handläufen oder der Abbau von Schwellen und Stufen durch beispielsweise Rampen, mit meist relativ geringem finanziellem Aufwand zu bewältigen [ebd.]. Zudem mindert eine gute Beleuchtung und ausreichende Bewegungsfläche die Unfallgefahr im Haushalt [ebd.]. Die häufigsten Umbaumaßnahmen werden im Sanitär- und Zugangsbereich einer Wohnung umgesetzt [vgl. Keller (2006): 31]. Der Beratungsbedarf für eine individuelle Wohnraumanpassung ist hoch und wird zukünftig, parallel mit den Folgen des demographischen Wandels, weiter an-

[12] Barrierefreiheit nach den Richtlinien für barrierefreies Wohnen"DIN 18025 (Teil 2)

steigen [vgl. BMFSFJ (2001): 247]. Das Netz der Wohnberatungsstellen ist deutschlandweit noch sehr unregelmäßig gesponnen. Bundesweit existieren 230 Wohnberatungsstellen, die vermehrt in Nordrhein-Westfalen und Baden-Württemberg vorzufinden sind [vgl. Schader-Stiftung, URL: `http://www.schader-stiftung.de/wohn_wandel/998.php#3`].

Tabelle 3: *Verteilung der Wohnberatungsstellen auf die Bundesländer, Stand 2003*

Bundesland	**Beratungstellen**
Baden-Württemberg	44
Bayern	11
Berlin	13
Brandenburg	2
Bremen	5
Hamburg	1
Hessen	13
Mecklenburg-Vorpommern	3
Niedersachsen	20
Nordrhein-Westfalen	79
Rheinland-Pfalz	3
Saarland	7
Sachsen	5
Sachsen-Anhalt	9
Schleswig-Holstein	11
Thüringen	4
insgesamt	230

Quelle: Schader Stiftung (2006), URL: `http://schader-stiftung.de/wohn_wandel/998.php#3` (11.12.2009)

Tabelle 3 verdeutlicht, welche Missstände bezüglich Wohnraumberatung zurzeit in Deutschland vorherrschen. Nordrhein-Westfalen deckt beispielsweise mit neunundsiebzig vorhandenen und aktiven Wohnberatungsstellen den Bedarf der Älteren flächendeckend in ihrem Bundesland ab, wohingegen die Beratungsmöglichkeiten bezüglich Wohnraumanpassung in Rheinland-Pfalz mit drei Angeboten als mangelhaft beschrieben werden müssen [ebd.]. Es scheint, als gäbe es heutzutage noch Bundesländer die hoffen, dass diese Aufklärungsarbeit von sozialen Diensten oder ambulanten Pflegediensten „nebenbei" erledigt wird [ebd.]. Für einen erfolgreichen Aufbau dieses bundesweiten Netzwerkes ist jedoch eine Verbesserung der Rahmenbedingungen für eine geregelte Finanzierung dieser Wohnberatung notwendig [vgl. BMFSFJ (2001): 247]. Bis heute lässt sich keine Regelfinanzierung herausfiltern. Oft werden die Beratungsstellen kommunal unterstützt oder durch erhobene Beratungsgebühren finanziert [vgl. Keller (2006): 31].

Eine qualifizierte Beratung mit nachfolgender praktischer Unterstützung bei der Umsetzung ist ein aufwendiges und kostspieliges Unterfangen und blieb daher hierzulande von den Älteren, trotz hohen Bedarfs, bisher wenig nachgefragt [vgl. BMFSFJ (2001): 246]. Aus Kostengründen werden Anpassungsmaßnahmen gescheut und barrierereiche Wohnungen akzeptiert [vgl. Wüstenrot-Stiftung (1999): 15]. Doch in den meisten Fällen sind die Kosten individueller Maßnahmen nicht sehr hoch [ebd.]. Laut einer Statistik der Wohnungsberatungsstelle

München-Milbertshofen lagen im Jahr 2001 die Kosten in 57% der Fälle unter 500 Euro [vgl. Schader-Stiftung, URL:http://www.schader-stiftung.de/wohn_wandel/998.php#3 (11. 12.2009)]. Bei einer vorliegenden Pflegebedürftigkeit werden Maßnahmen zur Wohnraumanpassung sogar mit einem Betrag von 2557 Euro von der Pflegekasse bezuschusst [vgl. Keller (2006): 53]. Auch die Beratungsgebühren können als „vorbereitende Leistung für eine Wohnumfeld verbessernde Maßnahmen" von der Pflegekasse ersetzt werden [ebd.]. Überschreiten die Maßnahmenkosten den Zuschussbetrag der Pflegekassen, richtet sich der Eigenanteil nach den Einkommensverhältnissen [ebd.]. Werden neue Umbaumaßnahmen aufgrund einer veränderten Situation durch die Pflegebedürftigkeit notwendig, ist der Zuschuss von 2557 Euro ein zweites Mal von den Pflegekassen zu bewilligen [ebd.]. Die Kosten für Hilfsmittel werden in der Regel von den Krankenkassen übernommen. In Fällen geringer Rente, oder fehlender Angehöriger, können auch Finanzierungshilfen des Sozialamtes, der Arbeitsämter und staatlicher wie kommunaler Finanzierungsprogramme in Anspruch genommen werden [ebd.]. Die Hilfe in finanziellen Fragen rundum die Wohnungsanpassung ist auch Teil der Aufgabe einer Wohnberatungsstelle. Das Aufklärungsdefizit bezüglich der Wohnanpassung wird deutlich, wenn man sich die Ergebnisse einer Augsburger Studie anschaut. Demnach wussten 98% der Bewohner betreuter Wohnanlagen nicht, dass sie die Möglichkeiten gehabt hätten, ihre Wohnung ihren Bedürfnissen anzupassen [vgl. Saup (2001): 61, In: Schader-Stiftung, URL: http://www.schader-stiftung.de/wohn_wandel/998.php#3 (11.12.2009)]. Ziel muss es werden, den Menschen die Vorteile der Wohnraumanpassung näher zu bringen. Der Wunsch in ihrem vertrauten Umfeld zu bleiben, ihre Unabhängigkeit auszuleben und alte Kontakte weiterhin pflegen zu können, kann durch eine Wohnraumanpassung gegebenenfalls gewährleistet werden. Steigende körperliche Defizite können durch eine barrierefreie Wohnung kompensiert werden und einen Umzug in ein Heim verzögern oder gar gänzlich verhindern [vgl. BMFSFJ (1998): 248]. Daher beinhaltet die Wohnraumanpassung durch die Vermeidung von Heimunterbringungen auch ein Kosteneinsparpotential für die Kommunen. [ebd.]. Die Maßnahme einer Wohnraumanpassung ist daher aus ökonomischen, humanitären und sozialen Gesichtspunkten außerordentlich sinnvoll und sollte zukünftig weiter ausgebaut werden [ebd.]. Um aus dem „normalen" Wohnen ein lebenslanges Wohnen zu machen, bedarf es jedoch mehr als nur einer Wohnraumanpassung. Mit der Wohnungsanpassung an die Bedürfnisse wird lediglich der Rahmen für ein selbstständiges Leben in den eigenen vier Wänden gesetzt. Der im Alter entstehende Hilfebedarf muss zusätzlich von anderen Dienstleistungsanbietern gedeckt werden, um das Leben in der eigenen Wohnung so lange wie möglich zu erhalten.

3.1.2 Mobile soziale Dienste

Mobile Soziale Dienste (MSD) oder auch Mobile Soziale Hilfsdienste (MSHD) genannt, können nicht direkt als Wohnform bezeichnet werden, vielmehr unterstützen sie mithilfe ihrer „haushaltsnahen" Angebote die Form des normalen Wohnens [vgl. Reindl / Kreuz

(2007): 62]. Im Alter können hauswirtschaftliche Tätigkeiten, Gartenarbeit, anfallende Reparaturen oder der Behördengang aufgrund von zunehmenden körperlichen Einschränkungen schwerer fallen, woraus ein Hilfebedarf resultiert [vgl. Keller (2006): 59]. Die aufkommenden Schwierigkeiten entstehen oftmals in Abhängigkeit der infrastrukturellen Gegebenheiten der Wohnumgebung sowie schlechten Wohnverhältnissen [vgl. Reindl/ Kreuz (2007): 62]. Hauptsächlich werden diese anfallenden vorpflegerischen Leistungen, Betreuungsleistungen und hauswirtschaftlichen Hilfen noch in 92% der Fälle von den Familienangehörigen, Freunden, Nachbarn oder Bekannten geleistet [vgl. Schader-Stiftung, URL: `http://www.schader-stiftung.de/wohn_wandel/998.php#4` (11.12.2009)]. Diese privaten Hilfenetze sind von zentraler Bedeutung für die Älteren [ebd.]. Doch kann dieses auf Freiwilligkeit und Informalität beruhende Netzwerk auch Stress und Belastung für die Angehörigen zur Folge haben [vgl. BMFSFJ (1998): 186]. Hinzu kommt die oft bestehende räumliche Distanz zwischen Hilfebedürftigem und Familie, die sich zu einer unüberwindbaren Hilfebarriere entwickeln kann [ebd.]. Aufgrund rückläufiger Kinderzahlen und der steigenden Frauenerwerbsquote wird zukünftig mit einem Rückgang der informellen Hilfen gerechnet [vgl. Weltzien (2004): 14]. Offen bleibt, wer dann die hilfebedürftigen Menschen im Alltag unterstützen wird? Wird künftig eine kleine körperliche Einschränkung bereits das Ende des selbstständigen Wohnens bedeuten. Das Modell der Mobilen Sozialen Dienste versucht genau diese Gruppe von älteren Menschen aufzufangen, zu erreichen und mit ihren Diensten zu unterstützen. Vorwiegend lassen sich solche Angebote bei ambulanten Pflegediensten, Sozialstationen, privaten Firmen oder von Ehrenamtlichen wiederfinden [vgl. Keller (2006): 60]. Angeboten wird eine große Vielfalt „Erledigungen aller Art", die von einem Mahlzeitservice, über Einkaufshilfen und Besuchsdiensten bis hin zu einem Friseurbesuchen im eigenen Zuhause führt [ebd.].

Die Kosten hauswirtschaftlicher Hilfsdienste können, bei anerkannter Pflegebedürftigkeit, auch von den Pflegekassen übernommen werden. Laut dem §45b, Abs. 1 des Sozialgesetzbuches[13] XI, soll den Personen mit eingeschränkter Alltagskompetenz in der eigenen Häuslichkeit oder in Angeboten betreuten Wohnens, durch die „Niedrigschwelligen Hilfe- und Betreuungsleistungen" ein selbstständiges Leben ermöglicht werden [vgl. SGB XI (2008)]. Gleichzeitig soll durch die Inanspruchnahme von Mobilen Sozialen Diensten eine Entlastung für die Angehörigen geschaffen werden [ebd.]. Auch die finanziell Bedürftigen haben die Möglichkeit einen Mobilen Sozialen Dienst in Anspruch zu nehmen, da sie die Kosten über das Sozialamt zurück erstattet bekommen können [vgl. Keller (2006): 60].

Die Inanspruchnahme von Mobilen Sozialen Diensten bietet daher eine gute Hilfestellung, um den Wunsch des Altwerdens in den eigenen vier Wänden zu realisieren. Jedoch wird der Aspekt der gewünschten Sicherheit nicht vollständig gewährleistet, da nur in der aktiven Nutzungszeit des Dienstes die Sicherheit für den Kunden gegeben ist. Deshalb sollten Mobile Soziale Dienste als zusätzliche Hilfe gesehen werden und zum Beispiel als Ergänzung zu einer Wohnraumanpassung genutzt werden.

[13] SGB XI, Soziale Pflegeversicherung

3.1.3 Betreutes Wohnen zu Hause

Das Konzept des Betreuten Wohnens in den eigenen vier Wänden erweitert das Modell des Mobilen Sozialen Dienstes mit einem zusätzlichen Abschluss eines Betreuungsvertrages. Dieser fordert von den Kunden eine monatlich zu zahlende Betreuungspauschale an den Träger, die zusätzlich bestimmte Grundleistungen abdeckt [vgl. Keller (2006): 69]. Zudem können nach aktueller Bedarfslage verschiedene Wahlleistungen (vergleichbar mit dem Angebot der MSD) dazu gebucht werden[14]. Wahlleistungen können beispielsweise die Inanspruchnahme hauswirtschaftlicher Hilfen oder Besuchs- und Begleitdienste sein welche bei den jeweiligen Trägern gesondert abgerechnet werden [ebd.].

Tabelle 4: *Übersicht der Leistungen des Betreuten Wohnens zu Hause*

	Grundleistungen	**Wahlleistungen**
Finanzierung	Betreuungspauschale	Gesondert abgerechnet
Leistungen	· regelmäßige Kontaktbesuche · Beratung · Informationen über regionales Seniorenangebot · Vermittlung und Organisation von Hilfsleistungen · Persönlicher Betreuer · Hausnotrufsysteme (HNR) · Organisation von Freizeitangeboten	· Hauswirtschaftliche Hilfen · Einkaufshilfen · Essen auf Rädern · Ambulante Pflege · Besuchs- und Begleitdienste

Quelle: Eigene Darstellung [vgl. Keller (2006): 70]

Die in den Grundleistungen enthaltenden regelmäßigen Besuche (mindestens 1 Mal pro Woche) werden auch als „zugehende" oder „aufsuchende" Beratung bezeichnet, welche einen wesentlichen Bestandteil des Konzeptes darstellt [vgl. Keller (2006): 69ff.]. Da ein Großteil der Älteren allein lebt könnte ein Sturz, schlechte Ernährung, mangelnde Hygiene oder eine Überforderung im Alltag schnell unentdeckt bleiben [ebd.]. Angehörige die nicht in der Lage sind, selbst die Betreuung oder die Organisation von Hilfen zu übernehmen, können mithilfe dieses Konzeptes entlastet werden. Durch den laufenden persönlichen Kontakt entsteht eine Vertrautheit zwischen Dienstleistende und Kunde. Des Weiteren kann ein wachsender Hilfebedarf frühzeitig erkannt und behoben werden. Es entsteht ein fester Ansprechpartner, welcher die Koordination von professionell organisierten Sicherheits-, Betreuungs- und Vermittlungsleistungen in einer Hand hält [vgl. Reindl/ Kreuz (2007): 82ff.].
Betreutes Wohnen zu Hause wird von unterschiedlichsten Trägern angeboten. Da finden sich Wohnungsbaugesellschaften und Kommunen neben gemeinnützigen Vereinen oder Altenhilfeeinrichtungen wieder [vgl. Keller (2006): 69ff.]. Vereinzelt bieten auch ambulante Pflegedienste, gegen ein zusätzliches Entgelt, ähnliche Leistungspakete an. Das Entgelt muss

[14]siehe Tabelle 4

entrichtet werden, da Beratungsleistungen von den Pflegekassen nicht übernommen werden und über die Standardleistungen eines Pflegedienstes hinausragen [ebd.].
Bezeichnungen dieser Konzeptform lauten: „Betreutes Wohnen im Quartier“, „Dezentrales Betreutes Wohnen“ oder „Wohnen&Daheim“ [vgl. Reindl/ Kreuz (2007): 82ff.]. Betreutes Wohnen zu Hause zielt ebenfalls auf den Erhalt der Selbstständigkeit im Alter und bietet dem Kunden Unterstützung zu Hause und schnelle Hilfe in vertrauter Umgebung [ebd.]. Mithilfe der Installation eines Notrufsystems ist ein Zugewinn in der alltäglichen Sicherheit gewährleistet. Die Grund- und Wahlleistungen sind jederzeit abrufbar und basieren auf der Idee der Kontinuität [ebd.]. Das zuständige Personal sollte sich aus fachlich fundierten Beratern/innen aufbauen, die sich in der koordinierenden Rolle bewähren können. Um das Potenzial dieses Modells ausschöpfen zu können, sollte eine geeignete Wohnung existieren oder gegebenenfalls angepasst werden [ebd.]. Ein Verbleib in den eigenen vier Wänden ist nur möglich, wenn die passenden Rahmenbedingungen gegeben sind.

3.1.4 Ambulante Pflegedienste

Mit zunehmendem Alter steigt die Wahrscheinlichkeit von gesundheitlichen Beeinträchtigungen betroffen zu sein [vgl. BMFSFJ (2001): 104]. Das Auftreten chronischer Krankheiten sowie sonstiger Funktionseinschränkungen erfordern im Alter oftmals eine Inanspruchnahme von Fremdhilfen durch das deutsche Versorgungssystem [ebd.]. Den Service des ambulanten Pflegedienstes nutzen Betroffene heutzutage in den meisten Fällen bei auftretender Pflegebedürftigkeit [ebd.]. Ohne fachliche Beratung, Unterstützung und Entlastung durch die professionellen Pflegekräfte sind pflegende Angehörige schnell mit der neuen Situation überfordert. Es entstehen Bedarfe bei Hilfen der Alltagsbewältigung, pflegerische Unterstützung bei täglichen Lebensverrichtungen oder Selbstversorgungseinbußen [ebd.]. Aber auch präventiv und rehabilitativ orientierte Pflege zur Verhinderung von Verschlimmerung oder Eindämmung bestehender Pflegebedürftigkeit wird nachgefragt [ebd.].
Der Versorgungsbereich der ambulanten Pflege gewinnt zunehmend an Bedeutung [vgl. BMFSFJ 2001): 111]. Mit Einführung der Gesetzlichen Pflegeversicherung[15] im April 1995, wurden die bis zu diesem Zeitpunkt bestandene Versorgungsdefizite für Ältere aufgegriffen [ebd.]. Bis zum Jahre 1995 konnten Ältere, die „nur“ einen Pflegebedarf aufwiesen, keinen Zuschuss der Krankenversicherung in Anspruch nehmen. Die Krankenkassen bewilligten Zuschüsse nur im Rahmen einer Krankheitsbehandlung. Mit der Einführung der Gesetzlichen Pflegeversicherung wurde erstmals eine langfristige Absicherung der Pflegebedürftigkeit gewährleistet. Auf diese Weise kann dem Bedarf an mehrdimensionaler Hilfe im höheren Alter entgegengewirkt werden [vgl. BMFSFJ (2001): 105]. Heute besteht ein dichtes beziehungsweise umfangreiches Pflegeangebot auf dem Markt [vgl. BMFSFJ (2001): 111]. Außerdem können mithilfe des ambulanten Dienstes Fortschritte bei der Umsetzung der Prämisse „ambulant vor stationär“ erzielt werden. Ambulante Pflege ermöglicht den Menschen trotz Pfle-

[15] SGB XI

gebedürftigkeit ein autonomes Leben in ihrem Zuhause zu ermöglichen und soziale Integration und Lebensqualität aufrecht zu erhalten [vgl. BMFSFJ (2001): 119].
An dieser Stelle lässt sich die Frage formulieren, was ein ambulanter Pflegedienst leistet, um dieses Ziel zu erreichen. Ambulante Pflegedienste haben kein einheitliches Leistungsangebot und unterscheiden sich häufig auch in ihrer Qualität [vgl. Reindl / Kreuz (2007): 73]. Die Mehrheit bietet jedoch Versorgungspakete an, die Grundpflege (z.B. Körperhygiene, Ernährung, Mobilisation), medizinische Behandlungspflege (z.B. Blutzuckermessung) und hauswirtschaftliche Hilfe (z.B. Einkaufen, Kochen) beinhalten [ebd.]. Wichtig ist, dass der Pflegedienst einen Versorgungsvertrag mit den Kassen abgeschlossen hat, da dieser die Grundlage für die Abrechnung bildet [ebd.]. Kritisch zu sehen ist jedoch, dass die Pflege in den Gesetzeswerken auf körperliche Aspekte reduziert wurde. Wichtige pflegerische Leistungsbestandteile wie Kommunikation oder Beaufsichtigung werden nicht berücksichtigt oder nachrangigen Leistungsträgern, wie den Sozialhilfeträgern, zugewiesen [vgl. BMFSFJ (2001): 107]. Immerhin wünschen sich die Mehrheit der Pflegebedürftigen feste Bezugspersonen, eine vertraute Bindung sowie personelle Kontinuität von ihren Pflegediensten [vgl. BMFSFJ (2001): 114]. Eine feste Bindung zwischen Personal und Pflegebedürftigen kann nur durch eine Erweiterung des Pflegehandelns verwirklicht werden. Kommunikative, psycho-soziale und edukative Kompetenzen müssen geschult und in den Pflegealltag integriert werden [ebd.]. Multifunktionale Beeinträchtigungen führen zu einem mehrschichtigen Versorgungs- und Pflegebedarf [vgl. BMFSFJ (2001): 115]. Ambulante Pflege sollte daher, um individuellen Bedarfslagen der Älteren zu genügen, durch aufeinander abgestimmte Hilfen und Versorgungsstrukturen erweitert werden.

3.1.5 Teilstationäre Betreuung - Tagespflege

Die Grenzen der ambulanten Pflege werden erreicht, wenn eine professionelle Betreuung über mehrere Stunden gewährleistet werden soll. Eine „Rund-um-die-Uhr“-Betreuung eines Pflegedienstes ist selten, da eine Einstellung von zwei Pflegern/innen notwendig werden würde und somit Kosten um die 5000 Euro für den Pflegebedürftigen entstehen könnten [vgl. Reindl/ Kreuz (2007): 73]. Nun stellt sich die Frage, was Angehörige tun können, wenn zum Beispiel aufgrund einer Berufstätigkeit die pflegerische Versorgung nicht mehr in einem ausreichenden Umfang sichergestellt werden kann. Ist dadurch ein Umzug in ein Heim unausweichlich? Dieses ist zu verneinen, da in diesem Falle eine stundenweise Unterbringung in teilstationären Einrichtungen denkbar ist. Auf diese Weise wird weiterhin das Wohnen und Schlafen in den eignen vier Wänden ermöglicht. In der Tagespflege beispielsweise können Pflegebedürftige täglich bis zu acht Stunden teilstationär untergebracht und von professionellem und qualifiziertem Personal versorgt und betreut werden [vgl. Keller (2006): 81]. Diese Versorgungsform für Ältere bietet den Angehörigen nicht nur die Chance sich beruflich zu verwirklichen, sondern auch tägliche Ruhe- und Regenerierungsphasen vom pflegerischen Alltag zu genießen [vgl. BMFSFJ (2001): 121]. Neben dem Ziel den pflegenden Angehörigen individuell nutzbare Zeit zu verschaffen, sollen von dem Angebot der Tagespflege vor allem die Pflegebedürftigen profitieren. Angebote medizinisch-therapeutischer Art, die Beschäftigung mit Alltagsaktivitäten oder soziale Beratung und Betreuung, sollen helfen die Belastungen des Lebens auszugleichen oder gar abzuwenden [ebd.]. Höchstes Ziel ist auch bei diesem Konzept, das Wohnen in den eigenen vier Wänden so lange wie möglich sicher zu stellen. Erst durch die Tagespflege kann eine häusliche Pflege in vielen Fällen erst erreichbar werden [vgl. Keller (2006): 83]. Die Tagespflege bildet somit ein Zwischenglied zwischen häuslicher Pflege und der stationären Unterbringung in einem Heim. Die Versorgung während des Tages und der Nacht sowie am Wochenende wird basierend auf einem Versorgungsbund mit familiärer Unterstützung und gegebenenfalls ambulanter Pflege sichergestellt. [vgl. BMFSFJ (2001): 121ff.].

Um das Wohnen zu Hause zu erleichtern arbeitet die Tagespflege nach dem Modell der aktivierenden Pflege, welche verbliebene Ressourcen fördert und alltägliche Tätigkeiten trainiert [ebd.]. Außerdem bietet das Beisammensein mit Anderen in der Einrichtung die Möglichkeiten sozialer Kommunikation, die sozialer Isolation vorbeugen kann und gegebenenfalls die Lebensqualität verbessert. Des Weiteren wird durch das Angebot von Mahlzeiten und Fahrdienst, der die Pflegebedürftigen morgens abholt und nachmittags wieder nach Hause bringt, das Leistungspaket der Tagespflege abgerundet.

Vorraussetzung für eine Aufnahme in einer Tageseinrichtung ist ein Weg von maximal 30 Minuten zur Einrichtung [ebd.]. Allerdings ist diese Aussage eher schwammig formuliert, da die Dauer eines Transports abhängig von der Qualität des Transportmittels oder auch von der Professionalität der Fahrbegleitung sein kann [ebd.]. So kann zum Beispiel ein behindertengerechtes Auto die Zeit des Einladens eines Rollstuhlfahrers erheblich reduzieren. Zu diesen räumlichen Rahmenbedingungen müssen auch personale Vorraussetzungen erfüllt werden. Ganztägig bettlägerige Menschen und Suchtabhängige werden grundsätzlich nicht aufgenommen, da die erforderliche intensive Betreuung für diese Personengruppen einen hohen personellen Aufwand bedeuten würde und zu einer Vernachlässigung weiterer Kunden führen könnte [ebd.]. Die Zielgruppe für Tagespflegeeinrichtungen sind Menschen ab einem Alter von 60, welche eher von psychischen Erkrankungen wie Demenz betroffen sind [ebd.]. Laut dem Dritten Altenbericht hat die Mehrzahl der Nutzer jedoch bereits das achtzigste Lebensjahr überschritten und kann den Pflegestufen I oder II zugeordnet werden [vgl. BMFSFJ (2001): 122]. Um eine Verbesserung der Angebotstruktur zu erreichen, spezialisieren sich viele Einrichtungen auf nur ein Krankheitsbild, um durch Homogenität in der Gruppe, bedürfnisgerechter arbeiten zu können [ebd.].

Pro Tag kostet ein Tagespflegeplatz, abhängig von der Pflegestufe, etwa 45-70 Euro [vgl. Reindl/ Kreuz (2007): 77]. Hochgerechnet auf einen Monat bezahlt ein Pflegebedürftiger im Schnitt 900-1400 Euro, von denen von der Pflegeversicherung Kosten in Höhe von 384-1431 Euro[16] erstattet werden können [ebd.]. Nicht von den Pflegekassen gedeckte Kosten, sowie das Angebot von Mahlzeiten und Freizeitausflügen, müssen mit einem Eigenanteil bezahlt

[16] je nach Pflegestufe

werden. Wird gleichzeitig ein Anspruch auf einen ambulanten Pflegedienst gestellt, mindert sich die Höhe der Zuschüsse, wodurch sich die Finanzierung eines Tagespflegeplatzes eher schwierig gestaltet [ebd.].
Noch immer ist das Angebot der Tagespflegestätten nicht flächendeckend aufzufinden und quantitativ weit unter dem Bestand von ambulanten Pflegediensten anzusiedeln [vgl. BMFSFJ (2003): 121]. Aber durch die große Bedeutung im Zusammenhang zu familiärer und ambulanter Pflege, ist eine Erweiterung und Ausdifferenzierung des Angebotes eine gute Investition in das Vorhaben „Wohnen im Alter zu Hause". Die Eigenständigkeit der älteren Menschen wird mithilfe vielseitiger Angebote zur „Hilfe zur Selbsthilfe" gefördert, soziale Kontakte können durch Verbleib in der eigenen Wohnung erhalten werden und durch professionelle Betreuung kann das Bedürfnis nach Sicherheit realisiert werden [vgl. Reindl/ Kreuz (2007): 77].

3.2 Vorausschauende Wohnungswechsel im Alter

Mit zunehmendem Alter sinkt die Bereitschaft noch einmal die Wohnung zu wechseln, ganz nach der Redensart „Einen alten Baum verpflanzt man nicht" [vgl. Wilde/ Franke (2006): 120]. Doch die Flexibilität im Bereich Wohnungswechsel ist heutzutage hoch. Etwa 50% der Mieterhaushalte und ein Viertel der Eigentümerhaushalte ziehen nach dem 55. Lebensjahr noch mindestens einmal um [vgl. BMFSFJ (1998): 198]. In den meisten Fällen stellt ein Umzug den Eintritt in eine neue Lebensphase dar. Wo die jüngeren Alten eine Neuorientierung nach Berufs- und Familienphase mit einem Umzug verbinden, steht der Versorgungsaspekt bei den älteren Alten im Vordergrund [vgl. Keller (2006): 88]. An dieser Stelle lässt sich die Frage formulieren, wann ein Umzug wirklich notwendig ist.
Bei nicht gegebenen Grundvoraussetzungen für ein lebenslanges Wohnen wie eine schlechte Wohnlage oder eine nicht anpassbare Wohnung an neu entstandene Bedürfnisse, kann ein Umzug eine sinnvolle und Lebensqualität verbessernde Maßnahme darstellen [vgl. Reindl / Kreuz (2007): 92]. Oftmals werden der Verlust des Partners, eine Trennung, verbesserte Sicherheitsvorkehrungen oder die bessere Wohnlage als Umzugsgründe angeführt [vgl. BMFSFJ (1998): 199]. Doch zu einem wesentlichen Teil werden gesundheitsbedingte Gründe als Ursache genannt [ebd.]. Die neuen Wohnstandorte werden meist sorgfältig ausgesucht und befinden sich zu einem großen Teil in der Nähe der Wohnorte der Kinder wieder [vgl. Reindl / Kreuz (2007): 92].
Ein Umzug lohnt sich, wenn die neu gewählte Wohnform den individuellen Bedürfnissen entspricht und eine Verbesserung der Lebensqualität im Alter erzielen kann. Eine rechtzeitige Planung ist für das Finden einer passenden Wohnalternative unabdingbar.

3.2.1 Betreutes Wohnen

Die Wohnform des Betreuten Wohnens entstand erstmals in den 1980er Jahren. Jedoch etablierte sie sich erst im nächsten Jahrzehnt, in denen die Konzeption der Wohnform einen regelrechten Aufschwung erfuhr [vgl. Schader-Stiftung, URL: http://www.schader-stiftung.de/wohn_wandel/999.php (28.12.2009)]. Das Prinzip lautete eigenständig leben in altengerechten Wohnungen kombiniert mit Hilfeleistungen je nach Bedarf [vgl. Rühm (2003): 40]. Vergleichbar mit dem „Betreuten Wohnen zu Hause“- Modell, besteht auch hier das Angebot eines Grundservicepakets, welches mit einer Betreuungspauschale vergütet wird. Des Weiteren beinhaltet dieses Paket die Möglichkeit einer Inanspruchnahme zusätzlicher Wahlleistungen durch individuelle Abrechnung. [ebd.]. Wo das „Betreute Wohnen zu Hause“-Modell barrierefreie Wohnungen nur empfehlen kann, gliedert das Betreute Wohnen die barrierefreien und architektonisch integrierenden Wohnanlagen in ihr Konzept mit ein. Neben den altersgerecht ausgestatteten Wohnungen und den Hilfsangeboten nach Bedarf, sollte ein Betreutes Wohnen auch immer Möglichkeiten sozialer Kommunikation und Integration bieten [vgl. Keller (2006): 122]. Laut einer Studie entscheidet sich ein Drittel der Kunden für einen Umzug in das Betreute Wohnen aufgrund von Einsamkeitsproblemen [vgl. Kremer-Preiß (2001): 11f]. Der bauliche und konzeptionelle Rahmen soll dieser gewünschten Teilhabe an gesellschaftlichem Leben Rechnung tragen und den Erhalt sozialer Kontakte unterstützen.

„Betreutes Wohnen“ ist weder ein durch das Gesetz geschützter Begriff, noch unterliegt das Prinzip festgelegten Strukturen [vgl. Rühm (2003): 40]. Daher lassen sich auf dem Markt vielerlei Bezeichnungen wie „Servicewohnen“, „Wohnen Plus“, „Wohnen mit Service“ oder „Begleitendes Wohnen“ wiederfinden, welche sich in Art und Umfang der angebotenen Serviceleistungen sowie in der jeweiligen Form der Betreuung unterscheiden können [ebd.]. Trotz fehlender festgeschriebener Qualitätsstandards erfüllen die verschiedenen Organisationsformen zentrale gemeinsame Kriterien [vgl. DZA (1998): 67]. Die Wohnung sollte nach Lage, Zuschnitt und Ausstattung als altersgerecht gelten und eine selbstständige Haushalts- und Lebensführung ermöglichen [ebd.]. Außerdem sollte ein Hilfs-, Betreuungs- und Beratungsangebot existieren, welches flexibel auf individuelle Bedürfnisse der Kunden reagieren kann [ebd.]. Durch die gegebene Flexibilität der bedarfsorientierten Versorgung ist eine teure Überversorgung ausgeschlossen [vgl. Keller (2006): 120]. Für die meisten Nutzer betreuter Wohnanlagen wäre eine ganztägige Vollversorgung noch völlig unnötig und würde im schlimmsten Fall den Verlust der Selbstständigkeit beschleunigen [vgl. Keller (2006): 122]. Ein Großteil der Bewohner dieser Wohnform meistert ihren Alltag noch weitestgehend selbstständig [Saup (2001): 18ff, In: Schader-Stiftung, URL: http://www.schader-stiftung.de/wohn_wandel/999.php (14.12.2009)]. Nur ein geringer Anteil von 17% benötigt den regelmäßigen Einsatz des Pflegeangebotes [ebd.]. Bedingt durch den Anstieg Hochaltriger in der Gesellschaft, wird die Pflegebedürftigkeit jedoch ansteigen und den Bedarf der Kunden modifizieren [vgl. Keller (2006): 122]. Der Wunsch nach heimähnlicher Versorgung und Sicherheit wird dann den Wunsch nach einer Erweiterung des „normalen“ Wohnens in dieser Wohnalternative ablösen [vgl. Schader-Stiftung, URL:http://www.schader-stiftung.de/wohn_wandel/999.php (28.12.2009)]. Schon in der heutigen Zeit wird der Entschluss für einen Umzug in das Betreute Wohnen, erst bei auftretenden

Beeinträchtigungen gefasst [vgl. Keller (2006): 122]. Einige Einrichtungen haben bereits auf diesen Bedarfswandel reagiert und Tagespflegeeinrichtungen den Wohnanlagen angeschlossen [ebd.]. Somit entsteht auch für die zukünftig wachsende Anzahl Pflegebedürftiger, die Möglichkeit im Betreuten Wohnen eine Alternative zur Heimunterbringung zu finden.
Kann Betreutes Wohnen als ein Wachstumsmarkt angesehen werden? Immerhin werden die Bedürfnisse nach Sicherheit und Eigenständigkeit im Konzept als Ziele mit aufgegriffen und auch der Wunsch gesellschaftlich integriert zu bleiben findet Berücksichtigung. Die grundlegenden Strukturprinzipien von professionell gemanagter Wohnversorgung kombiniert mit Gemeinschaftsförderung und Betreuungs- und Dienstleistungsangeboten haben sich etabliert und finden sich heute in einem breiten Angebotsspektrum wieder [vgl. empirica, URL: `http://www.kompetenznetzwerk-wohnen.de/sub/de/wissenspool/wohnformen/20080528-160827.php` (28.12.2009)]. Die Nachfrage für das Betreute Wohnen ist abhängig davon, inwieweit den Menschen das Wohnen in den eigenen vier Wänden zukünftig ermöglicht wird [vgl. Keller (2006): 125]. Sich verbessernde Versorgungsstrukturen in den privaten Wohnungen werden zu einem immer späteren Wohnungswechsel führen [vgl. Schader-Stiftung, URL: `http://www.schader-stiftung.de/wohn_wandel/999.php` (28.12.2009)]. Die erwartete Minimierung des informellen Netzwerkes hingegen lässt einen frühren Umzug in eine kontaktfördernde Wohnform erwarten. Prognosen lassen sich daher eher schwierig formulieren [ebd.]. Es wird aufgrund der demographischen Entwicklung und des bedürfnisgerechten Angebotes zukünftig jedoch immer eine kontinuierliche Erweiterung des Bestandes Betreuter Wohnanlagen geben [ebd.].

3.2.2 Selbstorganisierte Wohn- und Hausgemeinschaften

Die Entstehungsgeschichte von Altenwohngemeinschaften läuft einher mit der Differenzierung der Haushaltsformen und Lebensstile [vgl. Blonski (1997): 134]. Erste Initiativen älterer Menschen zur Gründung gemeinschaftlicher Wohnprojekte gab es bereits in den 1970er Jahren [vgl. Narten (2005), In: Wüstenrot-Stiftung (2005): 80]. Verbreitet wurde die Idee der Seniorenwohngemeinschaften durch die Selbsthilfeorganisation Senioren-Schutz-Bund „Graue Panther", die neue und selbstbestimmte Wege des Wohnens propagierten und die Heimunterbringung stark kritisierten [ebd.]. In Anlehnung an die Enquête-Kommission Demographischer Wandel werden Altenwohngemeinschaften im Allgemeinen als „Kollektive Wohnform zumeist nicht miteinander verwandter älterer Menschen in einer gemeinsamen Wohneinheit (Wohnung, Haus), ... bei der diese entweder vollkommen selbstständig zusammenleben oder auch von jüngeren professionellen Helfern im Rahmen der Altenhilfe betreut werden" definiert [Deutscher Bundestag (1994): 240, zit. in: DZA (1998): 56]. Seit vierzig Jahren existieren bereits gemeinschaftliche Wohnprojekte für Ältere, jedoch haben sich Schwerpunkte verschoben und Differenzierungen ergeben, die zur Weiterentwicklung von Konzeptionen und Realisierungsmuster geführt haben [vgl. BMFSFJ (2001): 252].
In diesem Kapitel werden zunächst die Modelle auf ihre Bedürfnisgerechtigkeit, die nach Art

und Organisation den selbstorganisierten Wohngemeinschaften zugeordnet werden können analysiert. Die Bewohner bilden hier eine autonome Gemeinschaft ohne sozialpädagogische Betreuung. Der Begriff „Wohngemeinschaft" beinhaltet jedoch verschiedene Varianten und bedarf daher zum weiteren Verständnis einer Ausdifferenzierung. Das DZA unterscheidet demnach Wohngemeinschaften weiter nach dem Grad der Eigenständigkeit beim Wohnen in:

- *Wohngemeinschaften im engeren Sinne*[17] , in denen Menschen in einer gemeinsamen Wohnung zusammenleben. Bestimmte Wohnbereiche, wie Sanitärräume oder Küche werden kollektiv genutzt und jeder Bewohner verfügt zusätzlich über ein eigenes Zimmer.
- *Hausgemeinschaften*, die gemeinschaftliches und privates Wohnen kombinieren. Jedem Bewohner steht eine eigene komplette Wohnung zur Verfügung, aber bestimmte Räume, infrastrukturelle Einrichtungen und Aktivitäten im Haus werden gemeinsam geteilt und genutzt. Die Hausbewohner sehen sich selbst als eine Gemeinschaft.
- *Nachbarschaftsgemeinschaften*, die einen Wohnverbund mehrere Häuser darstellen. Gemeinschaftlich genutzte Flächen und Räume gehören zum Konzept [vgl. DZA (1998): 58].

Des Weiteren unterscheidet das DZA die Wohnprojekte bezüglich der Altersstruktur in generationsübergreifende Wohngemeinschaften oder reine Altenwohngemeinschaften [ebd.]. Die häufigste auftretende Kombination bei selbstorganisierten Projekten, die auch als Idealtyp des gemeinschaftlichen Wohnens gilt, ist die generationsübergreifende Haus- und Nachbarschaftsgemeinschaft [vgl. DZA (1998): 60]. Diese Art von Wohnform wird im weiteren Verlauf dieses Kapitels unter dem Begriff „Wohngemeinschaft" verstanden.
Die Projekte werden von den Wohngruppen eigenständig beziehungsweise mit einem Verein oder einer Genossenschaft initiiert und getragen [vgl. DZA (1998): 57]. Der aufwendige Gestaltungsprozess zur Realisierung einer Wohngemeinschaft lässt sich in drei Phasen untergliedern [vgl. Narten (2005), In: Wüstenrot-Stiftung (2005): 82]. In der „Findungsphase" lernen sich die zukünftigen Bewohner mithilfe von regelmäßigen Treffen kennen und Projektziele werden diskutiert und festgelegt. Es können neue Vorstellungen über ein Zusammenleben verwirklicht, sowie Lebensstile und Lebensphilosophien realisiert werden [vgl. BMFSFJ (2001): 253]. Im Anschluss an die „Findungsphase" folgt die „Konsolidierungsphase" in der passende Rechts- und Finanzierungsformen (Art der Entscheidungsstrukturen, Haftung des Einzelnen, Verwertung von Eigenkapital usw.) gefunden werden müssen [vgl. Narten (2005), In: Wüstenrot-Stiftung: 82]. Eine verbreitete Methode ist die Gründung einer Genossenschaft, jedoch sollte auf eine Rechtsberatung nicht verzichtet werden [vgl. Rühm

[17] „Wohngemeinschaften im engeren Sinne" treten vermehrt in betreuter Form auf. In Abschnitt 3.3.1 wird noch einmal genauer auf sie eingegangen.

(2003): 109]. Schließlich wird in der „Realisierungsphase“ Ausschau nach Altbauprojekten gehalten oder die Neubauplanung beginnt [vgl. Narten (2005), In: Wüstenrot-Stiftung (2005): 82]. Die Dauer bis zur Realisierung eines Projektes kann bis zu mehreren Jahren dauern und erweist sich für die Bewohner als anspruchsvolle sowie kräftezehrende Aufgabe [ebd.]. Viele Initiativen scheitern jedoch aufgrund fehlender rechtlicher und baulicher Standards in den Wohnungen für die Realisierung selbstständig organisierter gemeinschaftlicher Wohnprojekte [vgl. Blonski (1997): 169]. Ein dauerhafter Erfolg einer Wohngemeinschaft hängt von den gegebenen Rahmenbedingungen ab [vgl. BMFSFJ (2001): 253]. Zunächst muss die finanzielle Sicherheit gewährleistet sein [ebd.]. Außerdem müssen die Selbstverwaltungsorgane funktionieren und es muss von konkreten Personen ein hohes Engagement für das Projekt aufgebracht werden [ebd.]. Es stellt sich die Frage, welche Entscheidungsmotive ältere Menschen haben, um einen derartig anstrengenden sowie langwierigen Planungs- und Gestaltungsaufwand für eine Wohngemeinschaft auf sich zu nehmen. Welche Vorteile und Vorzüge birgt eine Wohngemeinschaft für Ältere? Richtet sich das Konzept nach den Wohnbedürfnissen im Alter?

Laut der Wüstenrot-Stiftung entstehen Wohngemeinschaften aus dem Bedürfnis nach einer Alternative zu bestehenden „Standardangeboten“, die zu unflexibel und zu anonym seien [vgl. Wüstenrot-Stiftung (1999): 44]. Wohngemeinschaften bieten ein Wohnen im Interesse eigener Bedürfnisse flexibel und individuell zu sein, ohne das „eigene Zuhause“ ganz aufzugeben [vgl. BMFSFJ (2001): 252]. Die „Wahlgemeinschaften“ werden weniger vor dem Hintergrund des Sicherheits- und Versorgungsgedanken gegründet, sondern oft um die Lebensqualität zu verbessern und um etwas Sinnvolles zu schaffen [vgl. Keller (2006): 89]. Zwischen Beginn des Rentenalters und hohem Alter entsteht oftmals die Suche nach neuen Aufgaben, die mit dem Freiheitsgedanken und später Selbstverwirklichung verbunden ist [vgl. Henckmann (1999): 56ff, In: Höpflinger (2004): 103]. Die Wohngemeinschaft trägt daher eine qualitative Bedeutung, weil sie ein Experimentierfeld darstellt, auf dem die älteren Menschen ihre Wohnwünsche individuell und direkt verwirklichen können [vgl. Grossjohann, Stolarz (2002): 116, In: Höpflinger (2004): 103]. Aber auch die Angst vor Einsamkeit ist ein Grund, weshalb Ältere sich für ein Zusammenleben mit anderen entscheiden [vgl. DZA (1999): 56]. Mit einem Umzug in eine Wohngemeinschaft werden gegenseitige Anregungen gestärkt, Kontakte geknüpft sowie der soziale Austausch (Kommunikation, soziale Bindungen) gefördert [vgl. Henckmann (1999): 56ff, In: Höpflinger (2004): 103]. Ein aktives Gemeinschaftsleben kann die Selbstständigkeit im Alter erhalten und fördern [vgl. Keller (2006): 89]. Außerdem ermöglicht das gemeinschaftliche Wohnen wechselseitige Unterstützungsleistungen sowie Hilfe im Notfall unter Wahrung der Selbstbestimmung (besonders im höheren Alter) [vgl. DZA (1999): 57]. Institutionalisierte Angebote zur Pflege sind in der Regel nicht vorgesehen. Es bestehen aber oft Absprachen mit ambulanten Pflegediensten, die bei Bedarf Hilfe leisten sollen [ebd.]. Im Allgemeinen wird jedoch bei auftretendem Hilfebedarf auf das Selbsthilfepotenzial der Gemeinschaft gesetzt [ebd.]. Weiterhin benennenswert ist der ökonomische Vorteil, der sich aus billigeren Quadratmeterpreisen in großen Wohnungen und Häusern und niedrigeren Nebenkosten pro Kopf zusammensetzt [vgl. Rühm (2003): 108]. Um im alltäglichen Miteinander des Wohnens eine bestimmte Qualität des Zusammenlebens zu erreichen, gehören Toleranz, Rücksichtsnahme, soziale Intelligenz als auch Teamfähigkeit zu den Grundvorrausetzungen für ein Leben in einer Wohngemeinschaft [vgl. Rühm (2003): 108].

Laut Rühm lässt sich bei den selbstorganisierten Wohn- und Hausgemeinschaften ebenfalls ein integrativer Aspekt feststellen [vgl. Rühm (2003): 70]. Unterschiedliche gesellschaftliche Gruppen leben selbstbestimmt in einer Wohnanlage, in der Ältere in ein normales nachbarschaftliches Wohnumfeld eingebunden werden. Die Möglichkeit eigene Fähigkeiten in die Gemeinschaft mit einzubringen und Hilfeleistungen zu erhalten beugt Isolation im Alter vor [ebd.]. Ältere Menschen können sich entfalten und werden gleichzeitig in ihrer Eigenständigkeit gefördert [ebd.]. Der Umzug in eine Wohngemeinschaft belebt, bietet Sicherheit und kann zu einer unschätzbaren Bereicherung des Lebens führen [ebd.]. Trotzdem lebten bis zum Jahr 2006 nur eine Minderheit von 0,01% der Älteren in einer Wohngemeinschaft [vgl. Schader Stiftung, URL: `http://www.schader-stiftung.de/wohn_wandel/1000.php` (04.01.2010)]. Ältere zeigen jedoch ein zunehmendes Interesse an dieser Wohnform [vgl. Höpflinger (2004): 105]. Das Forum für gemeinschaftliches Wohnen im Alter e.V. berichtet von einer ständig steigenden Anzahl von Anfragen für gemeinschaftliche Wohnprojekte (6800 im Jahr 2002) und Experten sehen in ihnen ein zentrales Zukunftsprojekt im Bereich „Wohnen im Alter“ [vgl. Schader Stiftung, URL: `http://www.schader-stiftung.de/wohn_wandel/1000.php` (04.01.2010)].

Skeptiker jedoch halten Wohngemeinschaften nur für eine Minderheit der Älteren umsetzbar, da ein erhebliches Maß an Einsatzbereitschaft sowie ein ausgeprägter Gemeinschaftssinn vorausgesetzt werden [vgl. Keller (2006): 89]. Neue ungewohnte soziale Anforderungen, wie das Investieren von Zeit in die Gemeinschaft oder das Übernehmen von Aufgaben im Gemeinschaftsleben, können zu einer Herausforderung werden [ebd.].

Das Konzept zielt demnach nur auf Ältere, die einer Gemeinschaft gegenüber offen entgegentreten und mit Konflikten konstruktiv umgehen können [ebd.]. Außerdem muss ein Umzug in eine Wohngemeinschaft aufgrund der langwierigen Realisierungsphase von Interessierten frühzeitig geplant werden. Somit gliedert sich die Entscheidung für eine Wohngemeinschaft in die Reihe der vorausschauenden Wohnungswechsel im Alter.

3.2.3 Wohnstifte

Das Angebot der Wohnstifte oder auch Seniorenresidenzen genannt ist ein fester Bestandteil von Wohnformen im Alter [vgl. Kreuz/ Tews (2005), In: Wüstenrot-Stiftung (2005): 111]. Bereits in den 1960er Jahren wurde den frei finanzierten sowie privaten Wohnanlagen großes Interesse entgegengebracht [ebd.]. Wohnstifte bilden mit ihren teuren Wohnungen, in bester Lage, die Luxusvariante unter den Altenwohnanlagen [vgl. Keller (2006): 133]. Es ist festzuhalten, dass diese Wohnform nur für finanziell gut gestellte Senioren konzipiert wurde [vgl. Lichtenstein-Weis (2003): 73]. Mit überdurchschnittlich gut ausgestatteten Appartements sowie vornehmlichen Wohnungen bietet der Wohnstift einen luxuriösen Wohnstandard in einem hotelähnlichen Ambiente [vgl. BMFSFJ (2001): 126]. Es ist jedoch fraglich, ob der hotelähnliche Charakter dem Bedürfnis nach Geborgenheit und Individualität entgegenkommt. Die Möglichkeit die Mietwohnung persönlich einzurichten soll dieses Bedürfnis befriedigen und den Grad der Individualität sowie die Entscheidungsfreiräume aufrechterhalten [vgl. Rühm (2003): 13]. Ambulante Pflege oder vollstationäre Pflegeleistungen in räumlich abgetrennten Bereichen bei Bedarf, sowie die Grundversorgung bestehend aus einem täglichen Mittagessen, wöchentlicher Wohnungsreinigung und allgemeinen Betreuungsdiensten runden das exklusive Angebotsspektrum ab [vgl. Forum Gemeinschaftliches Wohnen (Hrsg.), URL: `http://www.kompetenznetzwerk-wohnen.de/sub/de/home/index.php` (05.01.2010)]. Hausinterne Läden einschließlich Bankschalter, Schwimmbäder, Restaurants, Bibliotheken oder Wellnessbereiche bilden ein großzügiges Angebot an Gemeinschaftsflächen [vgl. Rühm (2003): 14]. Aufgrund von abnehmendem aktiven Kontaktverhalten im Alter bieten sich hierdurch gute Möglichkeiten, um neue soziale Netzwerke aufzubauen [vgl. Madörin (1985): 25]. Andererseits könnte die aufgrund der verschiedenen internen Angebote sehr stark nach innen orientierte Wohnform zu einer Abgrenzung zum normalen Wohnumfeld führen [vgl. Rühm (2003): 14].

Da Wohnen, Verpflegung und die Betreuung von nur einem Anbieter erbracht werden, gelten Wohnstifte oftmals als Heimeinrichtungen und fallen unter das Heimgesetz [vgl. Reindl/ Kreuz (2007): 98]. Die Art und Organisation wirft jedoch eher Parallelen zum Konzept des „Betreuten Wohnens" auf, welches ebenfalls selbstständiges Wohnen und abrufbare Serviceleistungen anbietet. Jedoch unterscheiden sich die Angebote in ihrer Form der Vergütung. Das Leben in einem Wohnstift wird mit einem pauschalen Pensionspreis vergütet, welcher Miete, Grundversorgung und gleichzeitig die Unterstützungs- und Pflegeleistungen umfasst [vgl. Keller (2006): 133]. In Wohnanlagen des Betreuten Wohnens werden Pflegeleistungen nur bei Inanspruchnahme gezahlt. Es stellt sich die Frage, ob das Angebot der Wohnstifte zu einer kostspieligen Überversorgung führen könnte. Es ist davon auszugehen, dass bereits bezahlte Pflegeleistungen auch bei nicht bestehendem Bedarf eher genutzt werden. Dieses könnte den Verlust der Eigenständigkeit beschleunigen und negative Auswirkungen auf die Lebensqualität haben [vgl. Keller (2006): 122]. Im weiteren Vergleich lassen sich jedoch auch Vorzüge für den Wohnstift verzeichnen. Einrichtungseigene ambulante Pflegedienste sowie hauseigene Pflegestationen bieten eine umfangreiche Vorsorge bezüglich einer plötzlich auftretenden Gesundheitsverschlechterung [vgl. Rühm (2003): 13]. Damit bietet der Wohnstift eine Versorgungssicherheit, die im Rahmen des demographischen Wandels zukünftig an Bedeutung gewinnen wird [vgl. Kreuz/ Tews (2005), In: Wüstenrot-Stiftung (2005): 113]. Außerdem lässt sich durch die interne Pflegeeinrichtung ein weiterer Umzug bei eintretender Pflegebedürftigkeit verhindern, welches bei betreuten Wohnanlagen nicht möglich ist [ebd.]. Drei Viertel der Bewohnerschaft sind bereits weiblich, verwitwet und über 80 Jahre alt [ebd.]. Diese Struktur lässt vermuten, dass es sich um zunehmend weniger

„vorsorgliche" Umzugsgründe handelt, sondern stattdessen konkrete Anlässe wie „Verlust des Partners" oder „Belastung durch die Wohnung" die Umzugsmotive bilden [ebd.]. Im Allgemeinen lässt sich zusammenfassen, dass Wohnstifte nur für eine bestimmte Klientel die Bedürfnisse abdecken. Zunehmend für wohlhabende Ältere, die auf der Suche nach einer vielfältigen Wohnform mit homogener Bewohnerstruktur und zukünftiger Versorgungssicherheit sind, stellen Wohnstifte eine geeignete Möglichkeit dar.

3.3 „Rundum-Versorgung" im neuen zu Hause

Während eine ganztägige Betreuung für leicht pflegebedürftige Menschen eine Überversorgung darstellen kann, wird sie zu einem entscheidenden Faktor für Ältere mit hohem Pflegebedarf. Somit stehen Pflegebedürftige, deren häusliche Situation dem Pflegebedarf nicht mehr gerecht wird, vor der Entscheidung eine betreute Wohnform für sich auszuwählen [vgl. Keller (2006): 137]. Bezüglich rundum betreuter Wohnangebote spielt jedoch die Reaktion auf eine plötzliche Notlage immer eine große Rolle [vgl. BMFSFJ (1998): 123]. Die Einweisung in ein Pflegeheim stellt fast immer eine endgültige Entscheidung für Pflegebedürftige und ihre Angehörige dar [vgl. Kreuz (2005), In: Wüstenrot-Stiftung (2005): 134]. Aufgrund einer rapiden Verschlechterung des Gesundheitszustandes bleibt häufig wenig Zeit zur Verfügung, um die Entscheidung für oder gegen den Umzug in ein Pflegeheim weitgehend objektiv zu treffen und auch sonst noch vorhandene Wohn- und Versorgungsalternativen einzubeziehen [vgl. Keller (2006): 137]. Bis vor wenigen Jahren gab es neben der Heimunterbringung auch kaum Alternativen für Pflegebedürftige in dieser Notlage [ebd.]. Heute jedoch versuchen Wohnalternativen auch für Menschen mit starker gesundheitlicher Beeinträchtigung die Lebensqualität und Selbstbestimmung längstmöglich zu erhalten [vgl. Höpflinger (2004): 106]. Da Ältere mit verstärktem Hilfe- oder Pflegebedarf nicht mehr in der Lage sind ihr Leben selbstständig zu organisieren, werden die nachfolgenden Wohnformen oftmals von Institutionen initialisiert und verwaltet [vgl. Blonski (1997): 139].
Neben der bereits etablierten Wohnform Alten- und Pflegeheim wird in diesem Kapitel ein neueres Wohnkonzept vorgestellt, welches bereits als sinnvolle Ergänzung des bestehenden Wohnangebotes für Ältere gilt: die betreuten Wohn- und Hausgemeinschaften. Beide Wohnformen werden im Folgenden auf ihre Bedürfnisgerechtigkeit bezüglich des Wohnens im Alter analysiert.

3.3.1 Betreute Wohn- und Hausgemeinschaften

Entgegen der lange vertretenden Ansicht, dass die Sicherheit und Versorgung der stationären Pflege nur im großen Rahmen zu bewältigen sei, zeigt das Modell „Betreute Wohn- und Hausgemeinschaften" eine neue Lösungsmöglichkeit auf [vgl. BMFSFJ (1998): 123]. Die sogenannten „Wohnpflegegemeinschaften" entwickelten sich parallel zu den selbstorganisierten Wohngemeinschaften und wurden speziell für Pflegebedürftige konzipiert [vgl. Höpflinger (2004): 100]. Eingebettet im stationären oder ambulanten Altenhilfebereich mit entsprechendem Träger gelten die betreuten Formen im Gegensatz zu den selbstorganisierten Modellen als institutionalisierte Wohnform [vgl. BMFSFJ (2001): 253]. Die stationär orientierten Seniorenwohngruppen untergliedern sich in „integrierte“ (partielle Gemeinschaft innerhalb stationärer Einrichtung) und „ausgegliederte“ (heimverbunden, aber baulich autarke Wohneinheit) Wohngemeinschaften und fallen unter das Heimrecht [vgl. Wilde/ Franke (2006): 280]. Pflegerisch versorgt werden beiden Formen durch das Pflegepersonal der jeweiligen Einrichtung [ebd.]. An dieser Stelle sollte angemerkt werden, dass mit Inkrafttreten des Heimrechts auch Regelungen wie das Verbot von Haustieren sowie geregelte Besuchszeiten geltend werden [ebd.]. Einschränkungen dieser Art sind ambulant ausgerichtete Wohngruppen nicht ausgesetzt, da sie nicht unter das Heimgesetz fallen. Somit besteht für ambulante Wohngemeinschaften eine bessere Möglichkeit die Bedürfnisse ihrer Bewohner im Projekt zu verwirklichen [ebd.]. Die Betroffenen leben in einem Privathaushalt, welcher ausschließlich von ambulanten Pflegediensten versorgt wird [ebd.]. Ein weiterer Kern ist die regelmäßige Anwesenheit von Betreuungspersonal zu bestimmten Tageszeiten [vgl. Weeber (2001): 13]. Die Größe der Wohngruppe schwankt zwischen vier bis zehn hilfs- und pflegebedürftigen Älteren [vgl. DZA (1998): 66]. Aufgrund dieser „familiären“ Wohnform ermöglicht eine gemeinschaftlich ambulante Betreuung bei vergleichbaren Kosten eine bessere Betreuungsqualität als in der individuellen Pflege und in der stationären Pflege erreicht wird [vgl. Weeber (2001): 73]. Dies führt zu einer größeren Zufriedenheit der betroffenen Älteren und ihren Angehörigen sowie einer Erhöhung der Arbeitszufriedenheit des Pflegepersonals [ebd.]. Betreute Wohngruppen werden auch als „Wohngemeinschaften im engeren Sinn“ bezeichnet, da das Zusammenleben der Älteren in nur einer Wohnung stattfindet [vgl. DZA (1998): 58]. Es ist festzuhalten, dass kleine Wohneinheiten wenige Ausweichmöglichkeiten eröffnen und das Ertragen von emotionaler Nähe und Verbundenheit die Voraussetzung darstellt [vgl. Höpflinger (2004): 111]. Nicht alle sind bereit, sich im Alter noch einmal auf ein intensives Zusammenleben einzustellen [vgl. BMFSFJ (2001): 253]. Rückzugsmöglichkeiten sowie Privatsphäre wird nur in den persönlichen Zimmern geboten, welches jedem Bewohner zur Verfügung gestellt wird [vgl. Höpflinger (2004): 100]. Die hohe emotionale Dichte kann jedoch auch positive Auswirkungen haben, indem eine gegenseitige Unterstützung zu Sicherheit und Geborgenheit führt [vgl. Kuratorium Deutsche Altershilfe (2000), In: Höpflinger (2004): 105]. Die privaten Bereiche in Kombination mit kollektiv genutzten Räumen (z.B. Küche) ermöglichen demnach Platz für Individualität sowie Gemeinschaftlichkeit [ebd.]. „Das Konzept besteht im Wesentlichen darin, das Zusammenleben in einem überschaubaren, gemeinsamen Haushalt zu organisieren und dadurch so viel „Normalität“ des Wohnens als möglich zu gewährleisten“ [Grossjohann, Stolarz (2002): 118, zit. in: Höpflinger (2004): 109]. Um verbliebene Fähigkeiten der Älteren besser entfalten zu können wird die Konzentration auf Haushaltsaktivitäten (z.B. Kochen) und sonstige Alltagsaktivitäten gelegt [vgl. BMFSFJ (1998): 123]. Mithilfe eines variierenden Tagesablaufes werden Eigenverantwortlichkeit und Selbstbestimmung gefördert [vgl. Höpflinger (2004): 109]. Weiterhin sollen auf Bedürfnisse abgestimmte räumliche Wohnbedingungen sowie die

barrierefreie Gestaltung verbliebene Potenziale unterstützen [ebd.]. Pflegerische Tätigkeiten werden im Gegensatz zu Heimeinrichtungen eher hintergründig betrachtet, um die „Normalität“ des Lebens zu bewahren [ebd.]. Einen weiteren positiven Aspekt bildet die Möglichkeit, dass die älteren Menschen in ihrer vertrauten Wohnumgebung bleiben können, da Wohngemeinschaften sich leichter in „normalen“ Nachbarschaften integrieren lassen [vgl. BMFSFJ (1998):123]. Somit können soziale Netzwerke aufrechterhalten und Orientierungsprobleme reduziert werden [vgl. Höpflinger (2004): 110].
Die Chancen trotz Pflegebedürftigkeit nicht in ein Heim überwechseln zu müssen wurde durch die Konzipierung der neuen Wohnform erheblich erhöht [vgl. Schader Stiftung, URL: http://www.schader-stiftung.de/wohn_wandel/1000.php (06.01.2010)]. Aufgrund einer vom Kuratorium Deutsche Altershilfe (KDA) angefachten Diskussion werden dem Modell gute Zukunftschancen zugesprochen [vgl. Narten (2005), In: Wüstenrot-Stiftung (2005): 88]. Das KDA plädiert für eine grundsätzliche Umstrukturierung stationärer Wohnformen auf kleine Wohngruppen-Einheiten, die ähnlich wie die betreuten Wohn- und Hausgemeinschaften aufgebaut werden sollen [ebd.]. Die Wohnform bietet gute Ansätze für die Weiterentwicklung von Formen stationärer Einrichtungen und gilt als neues Konzept der Heimorganisation [vgl. BMFSFJ (1998): 123]. Bereits heute stößt das Modell der ambulant betreuten Wohngruppen auf eine hohe Akzeptanz [vgl. Narten (2005), In: Wüstenrot-Stiftung (2005): 88]. Im Jahre 2003 wurden 143 aktive Projekte ermittelt, von denen 57% erst ab dem Jahr 2000 entstanden waren [vgl. Bertelsmann Stiftung und KDA (2004), In: Schader Stiftung, URL: http://www.schader-stiftung.de/wohn_wandel/1000.php (06.01.2010)]. Drei Viertel der Gruppen waren auf die Bedürfnisse von Demenzkranken ausgerichtet und nur ein Viertel für Ältere mit unterschiedlichem Hilfebedarf [ebd.]. Die große Vielfalt an Projekttypen entspricht der Differenziertheit der Wohnbedürfnisse und sollte weiter unterstützt werden [vgl. Narten (2005), In: Wüstenrot-Stiftung (2005): 88]. Für eine flächendeckende Verbreitung müssten zukünftig jedoch rechtliche sowie finanzielle Rahmenbedingungen geschaffen werden [ebd.].

3.3.2 Alten- und Pflegeheime

Als Resultat schlechter Erfahrungen aus der Vergangenheit ist der Begriff „Altersheim“ bis heute in der Gesellschaft mit negativen Assoziationen behaftet [vgl. Backes (2003): 234]. Darunter fallen negative Einschätzungen wie Reglementierung, Massenbetrieb, Verlust der Privatsphäre sowie das Abgeschobensein [ebd.]. Das Heim gilt daher als letzte Station des Lebens mit Endgültigkeitscharakter [vgl. Reimann (1994): 148, In: Backes (2003): 246]. Es ist jedoch darauf hinzuweisen, dass der Begriff „Altersheim“ lediglich einen Oberbegriff darstellt und in weitere Typen unterschieden werden muss:

- *Altenwohnheime*, in denen abgeschlossene Ein- oder Zweipersonenwohnungen verschiedene Grade von Versorgung und Betreuung anbieten und versuchen den Bedürfnissen der älteren Menschen zu entsprechen.

- *Alten- oder Seniorenheime*, bestehend aus Ein- und Mehrbettzimmern oder aus kleinen Appartements mit Sanitärraum. Hier werden hilfe- und pflegebedürftige Menschen, die nicht mehr in der Lage sind ihren Haushalt eigenständig zu führen, versorgt und betreut.

- *Pflegeheime*, in denen dauerhaft pflegebedürftige alte Menschen umfassend medizinisch versorgt und betreut werden. In der Regel finden sich wohnliche Charakter in den Ein- oder Mehrbettzimmern wieder.

- *mehrgliedrige Alteneinrichtungen*, welche die vorgenannten Einrichtungsmodelle kombinieren, um bei eintretendem Krankheits- oder Behinderungsfall einen weiteren Umzug zu verhindern. Realisiert wird dies zumeist als Altenwohn- oder Altenheim mit Pflegeabteilung oder -heim [vgl. Backes (2003): 244].

Im weiteren Verlauf dieses Kapitels wird sich die Analyse auf die Bedürfnisgerechtigkeit von Alten- und Pflegeheimen beschränken, welche als häufigste auftretende institutionelle Wohnformen gelten [ebd.].
Der Umzug in ein Heim geht mit einer starken Antipathie einher und wird von den Älteren als gravierender Einschnitt in das Leben angesehen [ebd.]. „Als potenzielle Heimbewohner befürchten viele Ältere, eingesperrt oder allein gelassen zu werden, Langeweile, Verlust der Selbstständigkeit, Bevormundung, Persönlichkeitsverlust, Einengung durch Hausordnung, Tagesablauf nach Befehl, wenig Beschäftigungsmöglichkeiten, die Aufgabe von Selbstbestimmung, persönliche Bedürfnisse und Interessen, einen eingeschränkten Bewegungsfreiraum, Abstumpfung wegen Nutzlosigkeit sowie einen Mangel an Privatsphäre“ [Welter (1986), zit. Nach Prahl/ Schroeter (1996): 154, In: Backes (2003): 243]. Auf der anderen Seite bietet das Pflegeheim die benötigte medizinische Betreuung und pflegerische Unterstützung rundum die Uhr und sorgt somit für eine hohe (Versorgungs-) Sicherheit [ebd.]. Tatsächlich können jedoch negative Merkmale im Vergleich zu alten Menschen in Privathaushalten ermittelt werden [vgl. Backes (2003): 248]. Einsamkeitsgefühle und ein herabgesetztes Selbstwertgefühl beeinflussen die Lebensqualität der Heimbewohner negativ [ebd.]. Zudem schrumpft die Quantität der sozialen Netzwerke [Wagner u.a. (1996): 311, In: Backes (2003): 248]. Während ältere Pflegebedürftige in Privathaushalten im Durchschnitt 11,3 Netzwerkpartner angeben, zählen die Heimbewohner laut der „Berliner Alterstudie“ lediglich 4,5 Personen mit denen sie im regelmäßigen Kontakt stehen [ebd.]. Die Aufrechterhaltung sozialer Netzwerke ist äußerst wichtig und hilft älteren Menschen die neue Lebenssituation besser zu bewältigen [ebd.]. Mit dem Einzug in ein Heim werden die Bewohner Teil eines Großhaushalts, indem andere Regeln als im Privathaushalt vorherrschen [vgl. Kreuz/ Tews (2005), In: Wüstenrot-Stiftung (2005): 133]. Diese neue Situation stellt die Hochbetagten vor Verhaltensanforderungen, die Gefühle der Abhängigkeit hervorrufen können [vgl. Backes (2003): 250]. Geprägt von typisierten sowie normierten alltäglichen Handlungsmustern, Organisations- und Rollenstrukturen kann ein Heimeinzug weiterhin zu einem Ver-

lust individueller Entscheidungsspielräume und einer abnehmenden Selbstständigkeit führen [ebd.]. Angesichts der eingeschränkten Selbstbestimmung orientieren sich traditionelle Pflegeheime bei Modernisierungsansätzen bereits immer mehr am Konzept der Hausgemeinschaften und richten Pflegeplätze in Wohngruppen ein [vgl. Keller (2006): 168].
In der Regel sind Wohnungswechsel in ein Heim selten geplant oder haben einen präventiven Charakter, sondern werden aus einer Versorgungsnotlage heraus entschieden [ebd.]. Zumeist führen psychiatrische Krankheitsbilder (z.B. Demenz), eine hohe Erkrankungsintensität oder ein defizitäres soziales Netzwerk zu der Notwendigkeit einer Heimunterbringung [vgl. Voges (2008): 236]. Wann und wie Pflegebedürftige in ein Heim übersiedeln begründet sich jedoch nicht nur auf individuellen Funktionseinbußen im Alter und strukturellen Versorgungsproblemen, sondern hängt auch ganz stark von der sozialpolitischen Vorgabe „ambulant vor stationär“ ab [ebd.]. Die Gesundheitsprämisse bewirkt eine längere vorstationäre Versorgung durch Familie und ambulante Pflegedienste, wodurch ein Heimeintritt erst bei hohem Pflegebedarf statt findet [ebd.]. Die Mehrheit der Heimbewohner ist über 80 Jahre[18] alt, weiblich und leidet an einer Demenzerkrankung [ebd.]. Die Bewohnerschaft wird weiter von zwei Gruppen geprägt: die „Langzeitbewohner“, oft mit psychischen Beeinträchtigungen wie Demenz, stehen den relativ „Kurzlebigen“ gegenüber, die sich aus hochaltrigen und akutkranken Menschen zusammensetzen [ebd.]. Mit einer durchschnittlichen Wohndauer der Langzeitbewohner von bis zu vier Jahren gestaltet sich der institutionelle Aufenthalt für diese Gruppe jedoch zu einer wirklichen Wohnalternative [vgl. Voges (2008): 240]. Zukünftig wird die Gesamtzahl der demenzkranken Bewohner weiter ansteigen [vgl. Kreuz/ Tews (2005), In: Wüstenrot-Stiftung (2005): 118.]. Damit wird die große Bedeutung der an die stationäre Versorgung demenzkranker Menschen zu stellenden Anforderungen im Hinblick auf die räumliche Struktur der Heime und das Betreuungskonzept deutlich [ebd.]. Wesentliche Grundlage für das „Wohnen in der Pflege“ bildet nämlich die räumliche Gestaltung einer Einrichtung [vgl. Wilde/ Franke (2006): 111]. Einzelzimmer und gemeinschaftliche Aufenthaltszimmer orientiert am Leitbild einer Familienwohnung können Geborgenheit und Normalität in den institutionellen Einrichtungen widerspiegeln [vgl. Kreuz/ Tews (2005), In: Wüstenrot-Stiftung (2005): 133]. Die Realität zeigt jedoch, dass nur knapp die Hälfte der Einrichtungen (44,7%) den vorhandenen baulichen Infrastrukturen für die zukünftig zu erwartenden Bedürfnisse der Bewohner entspricht und folglich ein hoher Modernisierungsbedarf vorherrscht [ebd.]. Eingeschränkte Privatsphäre auf kleinsten Wohnflächen verdeutlicht, dass der Aspekt „Wohnen“ bisher der von betriebswirtschaftlichen Gesichtspunkten bestimmten „Versorgung“ nachgestellt wird [ebd.].

[18] Das Durchschnittseintrittsalter liegt bei 80,5 Jahre (Frauen: 81,7 Jahre, Männer 79,2 Jahre).

4 Kritische Darstellung der Wohnformen

In diesem Punkt werden wesentliche Erkenntnisse der Arbeit dargelegt, indem eine Zusammenfassung und Gegenüberstellung der zuvor beschriebenen Wohnformen in tabellarischer Form erfolgt. Der Schwerpunkt stellt dabei die kritische Hinterleuchtung der Wohnformen bezüglich der Bedürfnisgerechtigkeit dar. Die in den vorangegangenen Kapiteln vorgestellten Wohnformen werden in den Spalten mit den Überschriften Zielgruppe und Serviceangebot kurz zusammengefasst. Darauf aufbauend werden wesentliche positive sowie negative Kritikpunkte formuliert. Eine weitere Kommentierung der Stichpunkte ist nicht erforderlich, da diese in dem Kapitel 3 nachgelesen werden kann. Diese Tabelle ermöglicht ebenfalls einen schnellen Überblick über den Inhalt der Arbeit zu erlangen. Des Weiteren bildet sie die Grundlage für die Beantwortung der der Arbeit zugrunde liegenden Frage, welche im Fazit dargelegt wird.

Tabelle 5: *Zusammenfassende Darstellung der Wohnformen mit Schwerpunkt auf den Kritikpunkten*

	Zielgruppe	**Serviceangebot**	**Positive Kritik**	**Negative Kritik**
Wohnraumanpassung	Ältere Menschen, die in einem angemessenen Umfeld mit technisch gut ausgestatteter Infrastruktur leben und aufgrund kleiner körperlicher und geistiger Einschränkungen in ihrer normalen Wohnung auf Barrieren stoßen.	Wohnung barrierefrei gestalten mithilfe von: · Ausstattungsveränderungen · baulich-technischen Maßnahmen · Einsatz von Hilfsmitteln	+ kompensiert Mobilitätseinschränkungen + fast in jeder Wohnung umsetzbar + Zuschüsse der Pflegekassen möglich + verzögert/ verhindert Heimeintritt + Verbleib in vertrautem Wohnumfeld + Erhalt der Individualität + Verbleib in vertrauten sozialen Netzwerken + Kosteneinsparpotenzial für Kommunen	– kurzfristige Baustelle in der Wohnung – Missstände bezüglich Beratungsangeboten – keine Regelfinanzierung – Aufklärungsdefizit – setzt nur den Rahmen für ein dauerhaftes Wohnen in den eigenen vier Wänden

	Zielgruppe	Serviceangebot	Positive Kritik	Negative Kritik
Mobile Soziale Dienst	Ältere Menschen, die aufgrund zunehmender körperlicher und geistiger Beeinträchtigungen, schlechtem Wohnumfeld oder schlechten Wohnbedürfnissen einen Hilfebedarf im alltäglichen Leben aufweisen.	„Erledigungen aller Art" wie z.B.: · Mahlzeitenservice · Einkaufshilfen · Besuchsdienste	+ Kostenübernahme bei anerkannter Pflegebedürftigkeit + Entlastung der Angehörigen + Erhalt des Wohnumfeldes/ soziale Kontakte + Erhalt der Individualität und Entscheidungsfreiräume	– Sicherheitsaspekt nicht vollständig gegeben
Betreutes Wohnen zu Hause	Ältere Menschen, die in ihrer eigenen Wohnung leben und mehr Sicherheit erzielen wollen.	Professionell organisierte Sicherheits-, Betreuungs- und Vermittlungsleistungen: · Grundleistungen (Beratung, persönlicher Betreuer, HNR u.a.) · Wahlleistungen (hauswirtschaftliche Hilfen, Mahlzeitenservice u.a.)	+ Entlastung für Angehörige + Sicherheitszugewinn durch HNR und „zugehender" Beratung + Hilfebedarf kann frühzeitig erkannt werden + Verbleib in vertrauter Umgebung	– mangelnde Barrierefreiheit der Wohnung führt zu Einbußen in der Wohnqualität – Kostenfaktor
Ambulanter Pflegedienst	Für Pflegebedürftige, die trotz bestehenden Pflegebedarfs im eigenen Zuhause bleiben wollen.	· Grundpflege · medizinische Behandlungspflege · Hauswirtschaftliche Hilfen · präventiv und rehabilitativ orientierte Pflege	+ Entlastung der Angehörigen + Erhalt des Wohnumfeldes + Versorgungssicherheit + Verschlimmerung von Pflegebedürftigkeit wird vorgebeugt	– Leistungen auf körperliche Aspekte reduziert – kommunikative, psycho-soziale und edukative Kompetenzen nicht integriert – „rundum-Versorgung" nicht möglich
Tagespflege	Für Menschen, deren pflegerische Versorgung Zuhause nicht mehr ausreichend sichergestellt werden kann. Vorwiegend demenziell Erkrankte.	Teilstationäre Versorgung bis zu 8 Stunden täglich: · medizinisch-therapeutische Angebote · Beschäftigung mit Alltagsaktivitäten · soziale Beratung und Betreuung · evtl. Fahrdienst	+ Entlastung der Angehörigen + Erhalt der eigenen Wohnung + aktivierende Pflege + soziale Kontakte durch die Gemeinschaft + Vorbeugung sozialer Isolation + Versorgungssicherheit	– Heterogenität der Gruppen mindert bedürfnisgerechtes Arbeiten – Kostenfaktor – Mangel an Tagespflegeangeboten – nur in Zusammenarbeit mit familiärer Unterstützung oder dem Dienst der ambulanten Pflege realisierbar

	Zielgruppe	Serviceangebot	Positive Kritik	Negative Kritik
Betreutes Wohnen	Für ältere Menschen, die weitestgehend selbstständig wohnen und mit einem Wohnungswechsel eine Erweiterung des „normalen“ Wohnens finden wollen.	Professionell gemanagte Wohnversorgung kombiniert mit Gemeinschaftsförderung und Betreuungs- und Dienstleistungsangeboten. Konzept: · Grundleistungen (HNR, Beratung u.a.) · Wahlleistungen (ambulanter Pflegedienst u.a.)	+ Kontaktfördernder baulicher und konzeptioneller Rahmen + Erhalt der Selbstständigkeit + privater Wohnraum + keine Überversorgung + Versorgungssicherheit + realisiert den zunehmenden Pflegebedarf der Bewohner → Anschluss von Tagespflegeeinrichtungen	– „Betreutes Wohnen“ kein geschützter Begriff → Qualitätsschwankungen
Selbstorganisierte Wohn- und Hausgemeinschaften	Für wohlhabende Senioren, unabhängig der körperlichen und geistigen Beeinträchtigungen.	· barrierefreie eigene Wohnungen · Gemeinschaftsflächen	+ Möglichkeit der individuellen Entfaltung + Aufbau neuer sozialer Kontakte + Erhalt der Selbstständigkeit + Gemeinschaft bietet Sicherheit + privater Wohnraum + ökonomischer Vorteil	– aufwendiger Realisierungsprozess – langjährige Planung – erhebliches Maß an Einsatzbereitschaft notwendig – keine professionellen Helfer in der Nähe – Einschränkung der Privatsphäre
Wohnstifte	Für wohlhabende Senioren, unabhängig der körperlichen und geistigen Beeinträchtigungen.	· private barrierefreie Luxuswohnungen · exklusives hausinternes Angebotsspektrum · integrierte Pflegestationen · ambulante Pflegedienste · Dienstleistungen nach Bedarf	+ private Wohnung + gute Versorgungsstrukturen + Zugewinn an Sicherheit + Erhalt des individuellen Entscheidungsfreiraums + beugt sozialer Isolation vor + kein weiterer Umzug nötig	– Kostenfaktor – Gefahr die Eigen-ständigkeit aufgrund kostspieliger Überversorgung zu verlieren – nach innen orientierte Wohnform → Bezugsverlust zum Wohnumfeld

	Zielgruppe	Serviceangebot	Positive Kritik	Negative Kritik
Betreute Wohn- und Hausgemeinschaften	Für Pflegebedürftige, insbesondere Demenzkranke, die eine „rundum-Versorgung“ benötigen.	· Kleine barrierefreie Wohneinheiten · Ambulante Pflegedienste.	+ Versorgungssicherheit + Steigerung der Betreuungsqualität + regelmäßige Anwesenheit professioneller Pflegekräfte + Erhalt der Selbstständigkeit + Rückzugsmöglichkeiten + Erhalt sozialer Kontakte/ ggf. Wohnumfeld + Erhöhte Arbeitszufriedenheit des Pflegepersonals + das „Wohnen“ steht im Vordergrund	– Wohnqualitätseinbußen zur vorherigen Lebensart – fehlende rechtliche und finanzielle Rahmenbedingungen
Alten- und Pflegeheime	Pflegebedürftige, die eine „rundum Versorgung“ benötigen.	· Ein- oder Mehrbettzimmer mit Sanitärraum · medizinische Betreuung und pflegerische Unterstützung	+ Versorgungssicherheit	– „Wohnen“ ist hintergründig – Einschränkung der Individualität – Verlust sozialer Netzwerke – Abnahme der Selbstständigkeit – Verlust der individuellen Entscheidungsräume – fehlende Privatsphäre

Quelle: Eigene Darstellung

5 Fazit

Rückblickend betrachtet lässt sich die der Arbeit zugrunde liegende Frage, ob die Wohnformen ausreichend den Bedürfnissen des Alters entsprechen, nicht ohne weitere Kommentierung beantworten. Es ist festzuhalten, dass alle Wohnmodelle die vorherrschenden Wohnbedürfnisse im Alter versuchen bestmöglich in ihre Konzepte zu integrieren. Jedoch lassen sich unterschiedliche Gewichtungen herauskristallisieren. Die Wohnraumanpassung, das „Betreute Wohnen zu Hause“ sowie die Mobilen Sozialen Dienste streben den Erhalt der eigenen Wohnung und damit verbundene Vorteile an, wohingegen der Aspekt Versorgungssicherheit in den Konzepten des Ambulanten Pflegedienstes oder der Alten- und Pflegeheime im Vordergrund steht. Um eine Aussage über den Grad der Bedürfnisdeckung einer Wohnform treffen zu können, müssen daher weitere Faktoren wie beispielsweise die Zielgruppe oder das soziale Netzwerk der Betroffenen mit einbezogen werden. Die Bestimmung der optimalen Wohnform für den Einzelnen ist somit abhängig von körperlichen und geistigen Konstitutionen, individuellen Vorstellungen sowie dem verfügbaren sozialen Hilfenetzwerk des Betroffenen. Mit Berücksichtigung dieser Komponenten lassen sich Unter- sowie Überversorgung der Älteren vermeiden und die individuell am besten passende Wohnform ermitteln. Weiterhin ist davon auszugehen, dass sich innerhalb des Wohnangebots aufgrund von oft fehlenden rechtlichen Qualitätsvorgaben große Qualitätsunterschiede bezüglich Angebot und Leistung aufweisen lassen.

Anhand der in Tabelle 5 dargelegten Ergebnisse lassen sich mögliche zukünftige Ziele im Rahmen der Thematik „Wohnformen im Alter“ herausarbeiten. Zunächst scheinen die professionell stationären Angebote gegenüber den alternativen Wohnformen finanziell sowie rechtlich privilegiert zu sein. Eine Verbesserung der Finanzierungshilfen des Staates würde neuen Wohnprojekten die Chancengleichheit auf dem Markt ermöglichen. Aufgrund der geringen Nutzung der alternativen Wohnformen lässt sich vermuten, dass die vielerorts bereits bestehende Angebotsvielfalt den Betroffenen und deren Angehörigen überwiegend nicht bekannt ist. Um bezüglich dieses Aufklärungsdefizits eine Verbesserung zu erzielen, sollte das Netz der Wohnberatungsstellen[19] zukünftig weiter ausgebaut und erweitert werden. Ebenso wäre eine verstärkte Medienpräsenz der Thematik wünschenswert, welche für ältere Menschen eine aufklärende Rolle einnehmen könnte und den Jüngeren Denkanstöße in Richtung eigener Altersplanung bietet. Die Bandbreite der heute verfügbaren Wohnformen sollte nicht zu einer Überforderung führen, sondern als Chance gesehen werden, die optimal auf die persönlichen Bedürfnisse abgestimmte Wohnform für das Alter zu finden. Die Vielfalt der bestehenden Angebote verbessert grundsätzlich die Möglichkeit der Älteren, tatsächlich so lange wie möglich zu Hause wohnen zu können. Es ist davon auszugehen, dass mithilfe verstärkter Verbreitung der Wohnraumanpassung die Chancen der Älteren auf ein lebenslanges Wohnen in den eigenen vier Wänden zukünftig erhöht werden kann, da sie die Grundlage ergänzender Dienstleistungen darstellt. Neben der Ausbreitung der Wohnraumanpassung wären des Weiteren präventive Finanzierungshilfen für ein altersgerechtes Wohnen erstrebenswert, welche das vorausschauende Altern unterstützen und fördern könnten.

Diese Arbeit schließt zusammenfassend mit einem Plädoyer für weitere Aufklärungsarbeit sowie Unterstützung der Älteren beim Finden der geeigneten Wohnform, damit nicht die Versorgung, sondern das *Leben und Wohnen* im Vordergrund steht. Nur auf diese Weise sind ein Erhalt der Lebensqualität sowie die Deckung aller Bedürfnisse bis ins hohe Alter möglich.

[19] Siehe Kapitel 3.1.1 Die Wohnraumanpassung

Literaturverzeichnis

[1] Backes, G.; Clemens, W. *Lebensphase Alter, Eine Einführung in die sozialwissenschaftliche Alternsforschung*. Juventa Verlag, Weinheim und München, 1998.

[2] Blonski, H. *Wohnformen im Alter, Ein Praxisberater für die Altenhilfe*. Beltz Verlag, Weinheim und Basel, 1997.

[3] Bundesministerium für Familie, Senioren, Frauen und Jugend. *Zweiter Altenbericht, Wohnen im Alter*. BT- Drucksache 13/9750. Deutscher Bundestag, Bonner Universitätsdruckerei, Bonn, 1998.

[4] Bundesministerium für Familie, Seniorn, Frauen und Jugend. *Dritter Bericht zur Lage der älteren Generation*. BT- Drucksache 14/5130. Deutscher Bundestag, MuK. Medien- und Kommunikations GmbH, Berlin, 2001.

[5] Deutsches Zentrum für Altersfragen (Hrsg.). *Expertisenband 3 zum Zweiten Altenbericht der Bundesregierung, Wohnformen älterer Menschen im Wandel*. Campus Verlag, Frankfurt/ Main, 1998.

[6] Deutsches Zentrum für Altersfragen (Hrsg.). *Expertisenband 5 zum Zweiten Altenbericht der Bundesregierung, Betreutes Wohnen und Wohnen im Heim*. Campus Verlag, Frankfurt/ Main, 1998.

[7] Fuchs,D.; Orth, J. *Umzug in ein neues Leben, Alternative Wohnkonzepte für die zweite Lebenshälfte*. Kösel-Verlag GmbH & Co., München, 2005.

[8] Gemeinschaftliches Wohnen e.V. - Bundesvereinigung. Übersicht über Wohnformen im Alter. URL: `http://www.kompetenznetzwerk-wohnen.de/sub/de/wissenspool/wohnformen/index.php`. (11.01.2010).

[9] Grassl, Dr. med. E. *Im Alter zu Hause, Ein Ratgeber für Senioren, ihre Angehörigen und Pflegekräfte*. Herbig Verlagsbuchhandlung GmbH, München, 2004.

[10] Höpflinger, F. *Traditionelles und neues Wohnen im Alter*. Age Report 2004. Seismo Verlag, Zürich, 2004.

[11] Keller, S. *Leben und Wohnen im Alter*. Stiftung Warentest Verlag, Berlin, 2006.

[12] LBS (Hrsg.) empirica. *Handbuch für Investoren, Wohnen mit Service*. 2. erweiterte und aktualisierte Auflage. Verlagsgesellschaft Rudolf Müller, Köln, 1998.

[13] Lichtenstein-Weis, R. *Aktueller Seniorenratgeber Wohnen, Betreuung, Pflege*. 1. Auflage. rlw-Verlag, Leonberg, 2003.

[14] Madörin, E. Jr. *Wohnformen im Alter*. Bd. 33. Publikationen des Schweizerischen Nationalfonds aus den nationalen Forschungsprogrammen, Bern, 1985.

[15] Moersch, K.-F. *Wohnen im Alter von A-Z, Möglichkeiten, Kosten, Fallstricke, Wohnung und Haus altersgerecht gestalten*. Walhalla Fachverlag, Regensburg, Berlin, 2007.

[16] Reindl, B.; Kreuz, D. *Wegweiser, Wohnen im Alter*. DIN Deutsches Institut für Normung e.V. (Hrsg.). Beuth Verlag GmbH, Berlin, 2007.

[17] Rühm, B. *Wohnen im Alter, Neue Lebensformen und Architekturkonzepte*. Deutsche Verlagsanstalt, München, 2003.

[18] Schader Stiftung. Authorin: Narten, R. Wohnformen im Alter. URL: http://www.schader-stiftung.de/wohn_wandel/997.php. (11.01.2010).

[19] Statistisches Bundesamt. Neue Modellrechnung zur Lebenserwartung für Geburtsjahrgänge, Pressemitteilung Nr. 167. URL: http://www.destatis.de/jetspeed/portal/cms/Sites/destatis/Internet/DE/Presse/pm/2006/04/PD06__167__12621.psml. (11.01.2010).

[20] Statistisches Bundesamt. *Die Zeitverwendung älterer Menschen*. Bd. 43. Datenbasis: Zeitbudgeterhebung 2001/02; Forum der Bundesstatistik, 2004.

[21] Statistisches Bundesamt. *11. koordinierte Bevölkerungsvorausberechnung - Annahmen und Ergebnisse*. Gruppe VI A, Wiesbaden, 2006.

[22] Statistisches Bundesamt. *Pflegebedürftigkeit heute und in Zukunft*. Destatis.wissen.nutzen, Wiesbaden, 2008.

[23] Statistisches Bundesamt (Destatis). Datenreport 2008, Lebenssituation von Älteren. URL: http://www.gesis.org/fileadmin/upload/forschung/publikationen/datenreport/2008/Kapitel7_4.pdf. (11.01.2010).

[24] Voges, W. *Soziologie des höheren Lebensalters*. Ein Studienbuch zur Gerontologie, 1. Auflage. Maro Verlag, Augsburg, 2008.

[25] Weeber, V.; Wölfle, R.; Rösner, G. *Gemeinschaftliches Wohnen im Alter*. Weeber und Partner, Institut für Stadtplanung und Sozialforschung, Bauforschung für die Praxis, Bd. 58. Fraunhofer IRB Verlag, Stuttgart, 2001.

[26] Weltzien, D. *Neue Konzeptionen für das Wohnen im Alter, Handlungsspielräume und Wirkungsgefüge*. 1.Auflage. Deutscher Universitäts-Verlag/ GWV Fachverlage GmbH, Wiesbaden, 2004.

[27] Wilde, D.; Franke, A. *Die „silberne" Zukunft gestalten, Handlungsoptionen im demografischen Wandel am Beispiel innovativer Wohnformen für ältere Menschen*. Verlag Dr. H. H. Driesen GmbH, Taunusstein, 2006.

[28] Wüstenrot Stiftung. *Wohnanpassung für ältere Menschen, Erfahrungen einer landkreisweiten tätigen Beratungsstelle*. Bericht der Wissenschaftlichen Begleitung und der Praxisakteure. Göpfert-Divivier, iSPO- Institut, Spiegel Buch GmbH, Ulm, 1999.

[29] Wüstenrot Stiftung. *Wohnen im Alter*. Mit Beiträgen von S. Krämer, D. Kreuz, R. Narten, R. Schweikart, H.-P. Tews. Karl Krämer Verlag, Stuttgart und Zürich, 2005.